SERVICE SANITAIRE

MISSION EN ORIENT

RAPPORT

ADRESSÉ

A SON EXCELLENCE

LE MINISTRE DE L'AGRICULTURE ET DU COMMERCE

SERVICE SANITAIRE

MISSION EN ORIENT

RAPPORT

ADRESSÉ

A SON EXCELLENCE
LE MINISTRE DE L'AGRICULTURE ET DU COMMERCE

PAR

M. DE SÉGUR-DUPEYRON

INSPECTEUR DES ÉTABLISSEMENTS SANITAIRES, ETC.

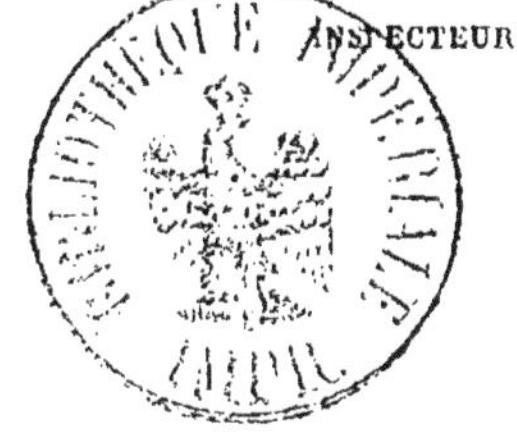

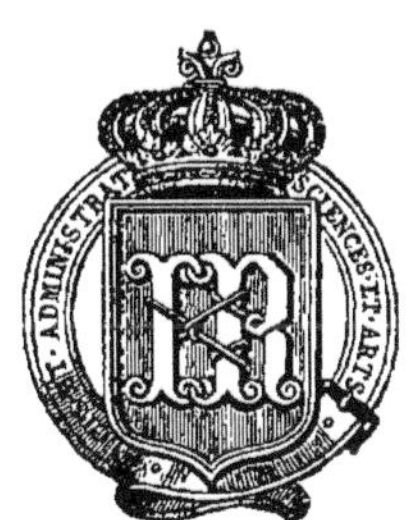

PARIS
IMPRIMERIE ROYALE

M DCCC XLVI

MINISTÈRE DE L'AGRICULTURE ET DU COMMERCE.

TABLEAU

De la durée des quarantaines, telles qu'elles sont appliquées aujourd'hui aux provenances du Levant.

DANS LA MÉDITERRANÉE.

Patente brute.	1° Paquebots-poste français	19 jours.	Après le débarq. des passag. et de leurs effets.
	Passagers de ces navires et leurs bagages	17 jours.	Après débarq. au lazaret, lorsque les effets n'ont pas été plombés à Alexandrie.
		14 jours.	Si le plombage des effets a eu lieu.
	2° Bâtiments de guerre français ou étrangers	17 jours.	Après le déb. des passag. et de leurs effets.
	Passagers des bâtiments de guerre	17 jours.	Sans spoglio.
		14 jours.	Après le spoglio.
	3° Bâtiments transportant des pèlerins	25 jours.	Après le débarq. des passag. et de leurs effets.
	Pèlerins	25 jours.	Après leur débarq.
	4° Tous autres navires à voile ou à vapeur	21 jours.	Après le débarq. des marchandises susceptibles.
	Passagers de ces navires	17 jours.	Sans spoglio.
		14 jours.	Après le spoglio.
	Marchandises susceptibles	21 jours.	Après le débarquement au lazaret.
Patente suspecte.	1° Paquebots-poste français	15 jours.	Après le déb des passag. et de leurs effets.
	Passagers de ces navires	14 jours.	Après débarq. au lazaret, lorsque les effets n'ont pas été plombés à Alexandrie.
		12 jours.	Si le plombage des effets a eu lieu.
	2° Bâtim. de guerre franç. ou étrangers :		
	Avec passagers	14 jours.	Après le déb. des passag. et de leurs effets.
	Sans passagers	12 jours.	"
	Passagers	14 jours.	Sans spoglio.
		12 jours.	Après spoglio.
	3° Navires transportant des pèlerins	20 jours.	Après le déb. des passag. et de leurs effets.
	Pèlerins	20 jours.	Après leur débarq.
	4° Tous autres nav. à voile ou à vapeur.	15 jours.	Après le débarq. des objets susceptibles.
	Passagers	14 jours.	Sans spoglio.
		12 jours.	Après le spoglio.
	Marchandises susceptibles	15 jours.	Après le débarq. au lazaret.

DANS LA MÉDITERRANÉE. (*Suite.*)

Patente nette.	1° Paquebots-poste français	12 jours.	Après le déb. des passag. et de leurs effets.
	Passagers	9 jours.	Après leur débarq. au lazaret.
	2° Bâtiments de guerre franç. ou étrang.	9 jours.	Avec ou sans passagers.
	Passagers	9 jours.	Après leur débarq. au lazaret.
	3° Tous autres nav. à voile ou à vapeur.	12 jours.	Après le déb. des marchand. susceptibles.
	Passagers	9 jours.	Après leur débarquement au lazaret.
	Marchandises susceptibles	12 jours.	*Idem.*

DANS L'OCÉAN ET DANS LA MANCHE.

Dans l'Océan, la quarantaine n'est pour les mêmes provenances,

1° Que de 10 jours en patente brute, tant pour le navire que pour les passagers et les marchandises;

2° Que de 7 jours en patente suspecte, tant pour le navire que pour les passagers et la marchandise;

3° Que de 5 jours en patente nette, tant pour le navire que pour les passagers et les marchandises;

NOTA. L'intendance sanitaire de Marseille a proposé dernièrement des mesures de ventilation à l'aide desquelles la condition du plombage pourra ne plus être exigée. On fait en ce moment les dispositions nécessaires pour arriver à ce résultat.

RAPPORT

ADRESSÉ À SON EXCELLENCE

LE MINISTRE DE L'AGRICULTURE ET DU COMMERCE.

Paris, le 15 novembre 1845.

MONSIEUR LE MINISTRE,

A la suite des débats qui ont eu lieu cette année à la Chambre des députés, relativement à notre régime sanitaire, Votre Excellence m'a donné l'ordre de me rendre en Orient, pour examiner jusqu'à quel point les mesures sanitaires adoptées dans les pays ottomans méritaient d'être prises en considération.

En passant, j'ai vu la Grèce, puis j'ai visité la Turquie d'Europe et la Turquie d'Asie. Il y avait en Grèce, bien que nous admettions aujourd'hui les provenances de ce pays en libre pratique immédiate, à examiner plusieurs points, que des théories assez récentes ont mis en discussion : je veux parler de l'endémicité de la peste, habituelle, dit-on, dans toutes les contrées du Levant, sans même en excepter les territoires qui composent le royaume hellénique.

Il y avait, en outre, à vérifier si tout ce que l'on disait à Marseille de la prétendue insouciance de l'autorité sanitaire grecque était fondé ou non ; dans l'un ou l'autre cas, il suffisait, pour rassurer les esprits, de démontrer l'inexactitude de ces allégations, ou de réclamer une plus sévère application des règlements quarantenaires.

J'ai trouvé dans le gouvernement grec, et plus particulièrement chez le président du conseil, l'honorable général Coletti, un désir on ne peut plus vif « de faire mériter chaque « jour davantage à l'administration sanitaire du « royaume hellénique la confiance que les ad- « ministrations des pays étrangers venaient de « lui accorder. » Ce sont les termes exprès d'une dépêche que le général m'a fait l'honneur de m'adresser pour me prier de lui indiquer tout ce qui, dans le service chargé de défendre la santé publique, me paraîtrait défectueux. Je dois ajouter qu'il a été remédié, sans perte de temps, à chacune des légères imperfections que j'ai pu signaler. Ainsi comme, de ce côté, nous n'avons aucune crainte à concevoir, il ne me reste plus qu'à détruire le mauvais effet produit par le système qui tendrait à faire considérer tout l'Orient comme propre à engendrer la maladie dont il est question. J'y viendrai plus tard. Je crois utile, avant d'aller plus loin, de bien préciser la valeur d'une réforme quarantenaire, quant à l'un des intérêts généraux du pays.

A Marseille et dans les départements qui forment le littoral de la Méditerranée, on dit que le Gouvernement sacrifie l'intérêt de la santé publique à l'intérêt du service postal. Mais, dans le Midi, pas plus qu'à Paris, le public ne m'a paru se rendre compte de ce qu'est le mouvement des voyageurs entre l'Orient et l'Europe occidentale, et dès lors des avantages que le trésor trouverait à la suppression des quarantaines. Les journaux ont donné sur ce mouvement des évaluations exorbitantes. On a soutenu, par exemple, que « chaque année « les quarantaines privent la France de 4 ou « 5 millions de francs, que le transit des voya- « geurs laisserait dans le royaume. » Il me paraît utile de faire connaître l'exagération de ces chiffres, afin que, loin de voir, dans les modifications que j'aurai à proposer à Votre Excellence, une simple tendance à augmenter les produits du service postal, on ne voie qu'une proposition fondée sur les garanties offertes dès aujourd'hui par les pays ottomans que je viens de parcourir.

Pour atteindre ce but, j'ai relevé avec le plus grand soin à Smyrne, à Constantinople, etc., le nombre des voyageurs partis pour l'Europe, tant par les lignes autrichiennes que par les lignes anglaises et françaises. A Syra, point de jonction de toutes les lignes autrichiennes, j'ai contrôlé les renseignements que j'avais eus en Turquie, car tout ce qui vient de Turquie passe à Syra. J'ai, en outre, pu connaître exactement le mouvement des voyageurs à Alexandrie; je suis, par conséquent, en possession, autant que possible, de chacun des éléments du problème pour l'année écoulée depuis le 1er juillet 1844 jusqu'au 30 juin 1845.

D'après ces renseignements, il serait parti de tout le Levant pour l'Europe occidentale, pendant toute l'année dont je parle, 2,061 voyageurs, non compris la ligne du Danube; 538 ont passé sur les paquebots autrichiens, 178 sur les paquebots anglais allant de Constantinople à Southampton[1], et 318 par la ligne française de Constantinople à Marseille, ce qui donne, pour les navires à vapeur partis de la Turquie proprement dite, un total de 1,034 passagers. Quant à l'Égypte, contrée par laquelle passent tous les voyageurs venant de l'Inde, elle n'a vu partir de ses ports, directement pour l'Europe occidentale, qu'un total de 1,027 personnes, dont 745 par la ligne anglaise qui va d'Alexandrie à Southampton, et 282 par la ligne française qui va directement d'Alexandrie à Marseille. Il résulte donc de ce qui précède que nos paquebots de Constantinople ont porté, du Levant au delà de Syra (la Grèce non comprise), 220 passagers de moins que les paquebots autrichiens partant également de Constantinople. Si, au lieu des paquebots autrichiens, les paquebots français eussent porté ces

[1] Je dois dire ici que, les paquebots anglais dont il s'agit n'ayant commencé leur service régulier qu'en septembre 1844, j'ai dû relever les passagers partis jusqu'à la fin d'août 1845, afin d'avoir, comme pour les autres lignes, une année complète.

220 passagers de plus, les recettes du service postal se seraient accrues d'une somme de 80,000 francs environ, qui est bien éloignée des 2,500,000 fr. de déficit qu'on a signalés, mais qui mérite néanmoins une certaine attention.

Ce chiffre de 538 voyageurs, pour la principale ligne du Levant à Trieste, diffère beaucoup de celui qu'indiquent les comptes rendus de la compagnie qui exploite la navigation à vapeur sous pavillon impérial dans le Levant, puisque ces comptes rendus parlent, pour l'année 1844, de 10,856 passagers. Mais il n'est pas permis d'accepter, sans contrôle, une telle évaluation, qui a pour objet principal de déguiser aux yeux du public les résultats financiers de l'entreprise, et qui n'est obtenue qu'en mêlant les produits de plusieurs lignes pour grossir les produits d'une seule. En effet, ce n'est pas ce chiffre total qu'il importe de connaître pour apprécier, aussi exactement que possible, le dommage que comparativement les quarantaines peuvent nous faire éprouver. Que peut, en effet, signifier un total de voyageurs qui comprend ce qui va de l'Adriatique en Orient (là il n'y a pas de quarantaine à subir), ce qui va de Syra, de Salonique, de Smyrne, de Ténédos et des Dardanelles à Constantinople, et de Constantinople à Samsoun, Sinope et Trébisonde, ou encore ce qui va de la mer Noire à Constantinople, et de Constantinople aux Dardanelles, à Ténédos, à Smyrne et à Salonique, puisque, entre ces ports, il n'existe pas de précautions quarantenaires? Il n'y a donc, je l'ai déjà énoncé, que le nombre des voyageurs venant du Levant et passant par Syra, qui, dans le rapprochement que je compte établir, ait une signification réelle. Que si l'on voulait absolument arguer des 10,856 voyageurs inscrits sur le compte rendu de la compagnie autrichienne, il suffirait, je pense, de faire observer que, en supposant le nombre des voyageurs allant dans le Levant égal au nombre de ceux qui en viennent, il irait du Levant à Trieste 5,428 voyageurs dans une année. Or, pour vingt-quatre voyages, cela représenterait 226 passagers par voyage, et les paquebots de la compagnie autrichienne ne peuvent prendre qu'une soixantaine de passagers de première et de deuxième classe.

Si Votre Excellence voulait connaître les causes qui, en Orient, et pour d'assez courtes traversées, portent tant de voyageurs à s'embarquer sur les paquebots autrichiens, je lui dirais incidemment que cette multitude de passagers dont on parle se compose, pour la plus grande partie, de Musulmans, lesquels, par économie ou autrement, passent sur le pont. En général, les Orientaux préfèrent les paquebots autrichiens aux paquebots français, parce que, d'abord, on a pour eux, sur les premiers, des égards tels, qu'afin de ne pas les déranger, on ne balaie pas le pont pendant tout le voyage; parce qu'ensuite on leur permet, quoique passagers de troisième classe, de venir s'installer à l'arrière du navire, place où, quand le bâtiment marche au plus près, de gros temps, ils sont bien plus à l'abri de la lame que s'ils étaient à l'avant; parce que, enfin, sur les navires autrichiens, on n'a pas, comme sur les bâtiments français, affiché au pied du grand mât une inscription portant qu'on ne reconnaît pas d'esclaves sous le pavillon du navire. A ce sujet il est bon de dire que deux femmes esclaves ayant réclamé leur liberté de l'un des commandants de nos paquebots-postes, il les fit débarquer à Syra, ce qui n'a pas manqué de jeter quelque alarme parmi les propriétaires de harems qui ont des voyages à faire en compagnie de leurs femmes et de leurs serviteurs. Enfin les paquebots autrichiens reçoivent à leur bord des troupes d'esclaves noirs qu'on va vendre dans les bazars de la Turquie. C'est ainsi que, le 26 ou le 27 juillet dernier, 46 femmes esclaves ont été embarquées aux Dardanelles sur le bâtiment autrichien *le Crescent,* allant à Constantinople, et qu'on en a vendu sur le pont, en cours de navigation, comme on aurait pu le faire au bazar même. Voilà donc plusieurs catégories de voyageurs qui doivent nécessairement nous échapper. Loin de nous en plaindre nous devons en remercier nos lois; mais c'est là néanmoins une raison pour ne pas attribuer seulement aux quarantaines le déficit des recettes postales.

Eh bien! malgré tant d'avantages, malgré ses 10,856 passagers, la compagnie autrichienne n'a pas fait de bonnes affaires. D'abord, la compagnie particulière qui exploitait la ligne du Danube s'étant ruinée, la compagnie du Lloyd autrichien a dû se charger de continuer le service sur cette ligne; sans cela le Gouvernement ne lui aurait peut-être pas permis d'émettre de nouvelles actions, dont le produit lui était devenu indispensable. Elle a donc été autorisée à émettre 1,500 actions de 1,000 florins chacune, qui, à 2 fr. 60 cent. le florin, représentent un capital de 3,900,000 fr. Mais comme elle devait déjà pareille somme au trésor impérial, et que le montant des 1,500 actions n'a fait que passer par ses mains, elle n'aurait tiré aucun bénéfice de cette émission si le Gouvernement n'avait engagé la ville de Trieste à garantir à la compagnie du Lloyd un intérêt annuel de 4 p. 0/0 pendant vingt ans sur un capital de 3 millions de florins, soit 120,000 florins ou 312,000 francs par an. Ces 4 p. 0/0 suffiront pour servir l'intérêt de la valeur d'un matériel naval dont l'état de délabrement augmente tous les jours.

Il est, du reste, bien facile à qui connaît les affaires, de voir au premier coup d'œil que, dans les comptes rendus de cette compagnie, on cherche à dissimuler une situation fâcheuse. J'en trouve une preuve, entre autres, dans la valeur exagérée donnée au matériel, lequel ayant déjà servi pendant près de dix ans, est cependant porté presque à sa valeur originelle.

Je reviens maintenant à la concurrence que la ligne autrichienne fait à notre ligne postale. On a vu plus haut que la différence entre le nombre des voyageurs venant d'Orient et passant par l'Adriatique était plus élevé de 220 que le nombre des voyageurs venant également d'Orient et passant par Malte. Pourrait-on, avec la connaissance d'un chiffre de cette nature, continuer à supposer, comme on l'a fait jusqu'ici, que beaucoup de Français prennent la route de Trieste pour revenir du Levant? J'ai vu en Turquie des personnes qui n'évaluaient pas à moins de 150 à 200 par année le nombre de ceux de nos compatriotes donnant la préférence à cette voie, parce qu'elle affranchit des quarantaines de Marseille. Les personnes qui se trouvaient sur les lieux s'étant fait une semblable opinion, rien de ce qu'on dit à Paris ne doit paraître surprenant. Cependant, comment admettre qu'il se trouvât de 150 à 200 Français sur 538 voyageurs qui passent à Syra, venant du Levant, pour aller à Trieste ou dans les autres ports de l'Adriatique? J'ai voulu, sur cela comme sur le reste, avoir des renseignements exacts, et je les ai demandés à la chancellerie de France à Constantinople. Voici le résultat des recherches faites pour l'année écoulée depuis le 1er juillet 1844 jusqu'au 30 juin 1845:

1844.	Juillet,	2	voyageurs français.
——	Août,	7	*idem*.
——	Septembre,	5	*idem*.
——	Octobre,	2	*idem*.
——	Novembre,	5	*idem*.
——	Décembre,	0	*idem*.
1845.	Janvier,	0	*idem*.
——	Février,	2	*idem*.
——	Mars,	2	*idem*.
——	Avril,	3	*idem*.
——	Mai,	4	*idem*.
——	Juin,	3	*idem*.
Total......		35	voyageurs,

non compris M. le baron de Bourqueney, ambassadeur de France à Constantinople, plus 3 ou 4 personnes de sa suite, dont les passe-ports n'ont pas été enregistrés à la chancellerie, attendu que l'ambassade d'Autriche, guidée par un sentiment de convenance qui doit être réciproque, n'a pas réclamé de l'ambassadeur de France de telles formalités. Les mêmes recherches faites au consulat général d'Alexandrie ne donneraient probablement pas un résultat plus important.

En présence des renseignements qui précèdent, en présence de la fâcheuse position financière de la compagnie autrichienne, en présence de l'énorme allocation que le gouvernement anglais accorde à la compagnie orientale et péninsulaire, en présence du déficit constaté sur les recettes de notre service postal, lequel déficit n'est pas plus élevé que la subvention dont jouissent les paquebots anglais, et avait, du reste, été prévu par les commissions des Chambres avant la création du service, il doit demeurer déjà acquis à la discussion que ni l'Autriche, ni l'Angleterre, ni la France, ne sauraient entretenir un service postal régulier et suffisamment fréquent entre leurs ports respectifs et les ports de l'empire ottoman, sans éprouver un déficit ou sans accorder une subvention, et il est bon de remarquer que le service français fait trois voyages par mois, tandis que le service autrichien n'en fait que deux, et que le service anglais n'en fait qu'un. Qu'on réduise, qu'on supprime les quarantaines; que, par une raison quelconque, les paquebots autrichiens et les paquebots anglais cessent de naviguer sur la mer Méditerranée, nous aurons alors 1,400 voyageurs de plus à porter. Mais ces 1,400 voyageurs ne produiront qu'une recette de 600,000 francs environ. Qu'on double cette somme, attendu qu'alors nos paquebots transporteront seuls les voyageurs, non-seulement d'Orient en Europe, mais encore d'Europe en Orient, et cela ne fera qu'une recette de 1,200,000 francs. Cette somme sera encore de 1,300,000 francs au-dessous de ce qu'il faudrait qu'elle fût pour combler le déficit, s'il est, comme on le dit, de 2,500,000 francs. Qu'on ne perde cependant pas de vue que, pour en arriver là, il faudrait forcer ceux qui ont affaire à Corfou, à Ancône, à Raguse, à Venise, à Trieste, à Vienne, en Hongrie, en Prusse, à passer par la France, soit pour aller, soit pour revenir, ce qui les détournerait étrangement de leur chemin.

Quand on a visité les bazars de l'Orient, non èn voyageur promenant ses loisirs, mais en homme qui s'enquiert des principaux éléments du commerce, et qui cherche à connaître les sources manufacturières où les divers pays s'approvisionnent, on reconnaît bien vite que la quantité des marchandises, tant suisses qu'allemandes, importées en Orient, dépasse la quantité des marchandises de France dans une proportion très-considérable. Trieste étant le port par lequel s'acheminent non-seulement les marchandises de l'Allemagne et de la Suisse qui vont en Turquie, mais encore les marchandises qui de Turquie vont en Allemagne et en Suisse, il doit, par ce seul fait, y avoir plus d'allées et de venues entre les ports de l'empire ottoman et Trieste qu'entre ces mêmes ports et Marseille. Si le mouvement commercial est double, on sera bien forcé d'admettre, attendu le peu de voyageurs qui, après tout, voyagent pour leur plaisir seulement, que la ligne de Trieste devra recevoir au moins, sur un total annuel de 846 passagers pour les deux lignes, 100 passagers de plus que la ligne de Marseille. Si le mouvement commercial est triple, ce ne sera sans doute pas exagérer que de porter à 150 de plus le nombre des passagers qui doivent prendre leur route par Trieste, le nombre total des voyageurs pour les deux lignes française et autrichienne restant toujours de 846. Enfin, s'il est quadruple, serait-il extraordinaire de supposer que la ligne de Trieste dût avoir à porter 200 passagers de plus que la ligne qui lui fait concurrence? Cela posé, quelle évaluation peut-on donner aux marchandises venues par les ports de l'Autriche à Smyrne, par exemple? Cette valeur étant, d'après les recherches du consulat général, de 12,500,000 francs, pendant que la valeur des marchandises venues des ports de France ne s'élève qu'à 2,600,000 francs, il se trouve que l'Autriche fournit cinq fois plus de marchandises à Smyrne que la France n'en fournit à cette même ville, et les chiffres de Smyrne sont peut-être encore relativement plus favorables à la France que ceux de Constantinople. Qu'on rapproche maintenant le mouvement des voyageurs par les deux lignes, et l'on trouvera qu'il ne passe à Syra, allant à Trieste par les paquebots autrichiens, que 220 voyageurs de plus que par les paquebots français allant à Marseille. Deux articles de l'importation autrichienne à Smyrne, à savoir, les draps et les étoffes diverses, s'élèvent à une valeur de 9,800,000 francs, tandis que, dans l'importation française, ces mêmes articles ne figurent que pour 860,000 francs, c'est-à-dire pour moins d'un onzième; or, s'il est des articles dont le placement peut donner lieu à des allées et des venues de voyageurs de commerce, ce sont bien les tissus de laine, les tissus de soie et les tissus de coton.

Avant d'en finir avec ce qui concerne les passagers, je crois utile d'examiner la question sous une autre face; car on ne saurait trop être fixé sur cette question : Les quarantaines sont-elles réellement la cause de l'infériorité du nombre des voyageurs passant sur nos paquebots? Pour qu'il en fût ainsi, il faudrait qu'en allant nos paquebots portassent beaucoup plus de passagers qu'en revenant, car, en allant, on n'a pas de quarantaines à subir. Comme Votre Excellence le sait, il y a trois lignes de paquebots à vapeur partant de Marseille et allant à Malte et au Levant :

1° La ligne directe française de Marseille à Alexandrie; 2° la ligne française qui, allant de Marseille à Constantinople, fait de nombreux détours sur sa route, et a pris jusqu'à présent des voyageurs pour Alexandrie ou venant d'Alexandrie; 3° une ligne anglaise allant de Marseille à Malte. Celle-ci porte la correspondance des Indes.

Ces lignes ont transporté, partant de Marseille, depuis le 1er juillet 1844 jusqu'au 30 juin 1845, un total de 716 voyageurs qui se subdivise ainsi :

Première ligne	90 voyageurs allant à Malte..	279 voyageurs.
	189 voyag. allant en Égypte...	
Deuxième ligne	69 voyag. allant à Malte....	274
	166 voyag. allant en Turquie.	
	39 voyag. allant en Égypte...	
Troisième ligne	163 voyag. allant à Malte, ci.	163
	TOTAL ÉGAL............	716

Voici maintenant quel a été, pendant ce même espace de temps, sur ces mêmes lignes, le mouvement des voyageurs qui, partis du Levant, ont été débarqués, soit à Malte, soit à Marseille.

Première ligne	151 voyageurs débarqués à Malte. 131 voyag. débarqués à Marseille.	282 voyageurs.
Deuxième ligne	205 voyag. débarqués à Malte... 113 voyag. débarqués à Marseille.	318
Troisième ligne	....	Mémoire.
	TOTAL.........	600 voyageurs.

En rapprochant ce chiffre du total des voyageurs partis, on trouve qu'il a été pris dans le Levant et à Malte, pour venir à Marseille, 117 voyageurs de moins qu'il n'en a été pris à Marseille et à Malte pour aller au Levant. J'ai cru pouvoir comprendre dans ce relevé ce qui vient de Malte et ce qui y va, parce que, en général, les personnes allant de Malte à Marseille, *et vice versâ*, viennent de plus loin que cette île, ou vont au delà. Il est facile de s'assurer de la vérité de ce que j'avance ici par ce qui s'est passé sur la ligne anglaise de Constantinople à Southampton. Les paquebots de cette ligne, qui vont directement en Angleterre, et qui dès lors ne font pas de quarantaines, ont pris 178 passagers dans le Levant, sur lesquels ils en ont déposé 76 à Malte; c'est ce que prouvent les registres du magistrat de santé de Malte.

Il y a, du reste, une chose qui pourrait ser-

2.

vir à démontrer que les quarantaines ne sont pas la seule cause qui, au retour du Levant, porte quelques voyageurs à prendre leur route par des ports étrangers : c'est le rapprochement du nombre des passagers venus directement et par mer d'Angleterre à Malte pour passer en Égypte, avec le nombre des passagers partis d'Égypte et venus à Malte pour aller directement, et par mer, en Angleterre.

Dans les chiffres que je vais citer à ce sujet, et qui concernent l'année écoulée depuis le 1er juillet 1844 jusqu'à la fin de juin 1845, il existe malheureusement une lacune de vingt jours; mais cette lacune porte aussi bien sur le mouvement d'allée que sur le mouvement de retour.

Le nombre des passagers allant directement et par mer d'Égypte en Angleterre s'est élevé à.......................... 894

Celui des passagers allant directement et par mer d'Angleterre en Égypte s'est élevé à...................... 765

Différence qu'on pourrait, à la rigueur, attribuer à la répugnance qu'éprouvent les passagers pour les quarantaines.... 129

Il doit dès lors être clair pour chacun que le Gouvernement, fixé comme il l'est aujourd'hui, ne pourrait pas considérer l'abolition des quarantaines comme un moyen de faire produire de beaucoup plus fortes recettes au service des paquebots-postes. D'ailleurs le Gouvernement a vu, depuis le mois de mars dernier, les paquebots de la ligne d'Alexandrie prendre en Égypte, pour les porter, soit à Malte, soit à Marseille, 30, 34, 42, 52 et même 57 passagers à la fois. Pour des navires qui n'ont que vingt-quatre couchettes de première classe et trente-deux de deuxième, c'est-à-dire cinquante-six couchettes convenables pour des personnes du rang de celles qui viennent de l'Inde (il y a huit autres couchettes de troisième classe), c'est déjà quelque chose. Si donc le Gouvernement, ne devant pas s'attendre à ce qu'une réduction de quarantaine fasse produire de plus fortes recettes à ses paquebots, se décide néanmoins à réduire les quarantaines, on sera bien obligé d'en conclure qu'il a réduit les quarantaines uniquement parce que des pays suspects jusqu'ici offrent, dès aujourd'hui, des garanties qu'ils n'avaient pas encore offertes.

J'entre maintenant dans l'examen des questions se rattachant plus particulièrement à la mission que je viens de remplir.

On a, dans ces derniers temps, cherché à faire prévaloir une opinion qui tend à bouleverser tout le système sanitaire. Cette opinion s'appuyait, du reste, sur un usage que l'Angleterre venait de mettre en pratique, et qui consistait à comprendre la durée de la traversée dans le nombre des jours de quarantaine. Le système dont il s'agit pèche par sa base; je compte pouvoir le démontrer à Votre Exellence, qui, j'ose l'espérer, me permettra, vu les nombreux partisans de ce système, d'entrer dans quelques éclaircissements ayant pour objet de dévoiler l'erreur sur laquelle il repose.

Et d'abord, la série des faits sur lesquels on s'appuie pour demander que la durée du voyage compte comme quarantaine appartient à l'administration; l'administration est toujours allée au-devant des réformes, et ceux qui l'accusent d'avoir des vues contraires aux véritables intérêts commerciaux, l'accusent avec une injustice que je n'ai pas besoin de démontrer ici.

A mon retour d'une mission remplie en

Orient, en 1838 et 1839, je fis à Votre Excellence un rapport dont elle voulut bien ordonner l'impression; là j'établissais, d'après de longues recherches, que, depuis 1720 jusqu'en 1839, la peste, lorsqu'elle avait été importée dans les lazarets de France ou d'Italie, avait toujours éclaté pendant la traversée, et que cela devait s'expliquer par la durée assez longue du voyage, qui, pour des navires à voiles, ne peut pas être de moins de vingt jours. Or, un minimum de vingt jours de voyage laisse aux matelots des chances de temps de calme dont ils profitent pour mettre leurs vêtements à l'air. Une telle traversée les oblige d'ailleurs à changer plusieurs fois de linge. Pour qui croit à l'infection aussi bien que pour qui croit à la contagion, il y a lieu de se défier des vêtements autant que des hommes, si ce n'est plus peut-être, car enfin la peste, tout tend à le démontrer, ne peut rester latente chez l'homme que pendant un temps assez court, tandis que les virus peuvent séjourner dans des vêtements, ou dans tel autre réceptacle propice à leur conservation, pendant un temps qui, dans l'état actuel de la science, ne saurait guère être défini, mais qui peut être supposé très-long, si l'on s'en rapporte à des faits suffisamment accrédités. Si donc les virus peuvent ainsi se conserver, quoi d'étonnant que des hommes, qui, pendant les premiers jours de la traversée, n'ont eu aucun des symptômes de la peste viennent à la contracter au moment où ils se mettent en communication avec leurs vêtements, quand leurs vêtements la renferment?

C'est cette garantie de la communication des équipages avec leurs effets d'habillement que paraît donner un voyage d'une certaine durée, un voyage de vingt jours au minimum, par exemple. Mais ce n'est là qu'une assertion sans preuves, et il est toujours bon qu'une assertion de cette nature soit appuyée sur des arguments incontestables. La Grèce nous offre un moyen de vérification qu'il ne faut pas négliger. La Grèce, à peine devenue indépendante, cherche à se préserver de la peste; et elle a recours à ces mêmes mesures que l'Europe employait si heureusement depuis près de quatre cents ans, je veux parler des quarantaines. Elles lui ont réussi comme elles avaient réussi ailleurs, comme elles réussiront partout, et l'on peut aujourd'hui plus que jamais parler ainsi, car chaque jour on acquiert de nouvelles preuves de leur efficacité. Les lazarets de la Grèce virent, à peine créés, se passer dans leurs murs ce qui avait eu lieu, dans les temps précédents, aux lazarets de Marseille, de Gênes, de Livourne et de Venise : la peste y fut introduite par des navires, et s'éteignit dans leur enceinte sans l'avoir franchie. Une seule fois elle envahit la ville de Poros, mais c'est que l'administration sanitaire grecque, inexpérimentée alors, avait trop tôt ouvert la porte de la ville à un équipage qu'elle aurait dû tenir plus longtemps en observation. Il y a eu cependant cette différence entre les pestes importées dans les lazarets de France et d'Italie d'une part, et les pestes importées dans les lazarets de Grèce, d'autre part, que, des équipages étant arrivés sains dans ces derniers, la maladie ne se manifesta que pendant la quarantaine. Pourquoi cette différence, si ce n'est parce que le voyage était plus court, parce que, au lieu de durer vingt jours, il n'en durait que douze, que dix, que huit, que cinq peut-être. Mais quand la peste a éclaté dans un lazaret de la Grèce, c'était toujours après que l'homme qui la contractait le premier avait ouvert ses bagages; d'où il est permis de conclure que, si le bagage avait été ouvert plus tard, la peste aurait éclaté plus tard aussi. Dans une traversée de 5, 6 et 8 jours, surtout à bord des navires marchands, les hommes ne changent pas de linge; ils entrent en quarantaine, et là seulement ils songent aux soins de propreté; quoi d'étonnant dès lors qu'à Syra la peste ait si souvent éclaté en quarantaine.

Mais on parle surtout en faveur des passagers embarqués sur les paquebots de l'administration des postes, et l'on oublie que ces bâtiments ne mettent pas plus de temps pour venir du Levant (Égypte) à Marseille, que les navires à voiles n'en mettaient et n'en mettent encore pour venir du Levant à Syra. Il résulte donc de là que ce qui s'est passé à Syra, parmi des équipages ou des passagers de navires à voiles, pourrait avoir lieu à Marseille, parmi des équipages et des passagers de bâtiments à vapeur.

Dans les écrits qui ont pour objet de poser les bases du nouveau système, on a eu soin de ne pas faire la moindre attention aux cas de peste qui se sont montrés dans les lazarets de la Grèce. On les a élagués de la discussion, parce que, disait-on, ces faits *ne prouvaient rien*, attendu qu'ils avaient eu lieu dans un pays où la peste est endémique, où, par conséquent, on pouvait contracter cette maladie dans le lazaret lui-même, et cela indépendamment de toute infection du dehors. C'est là une pétition de principe aussi gratuite assurément que les autres assertions. D'abord on s'est contenté d'affirmer que la peste est endémique en Grèce, et l'on ne s'est nullement occupé d'en donner des preuves. Et cependant cette prétendue endémicité tendait à faire repousser, par ceux qui croient à la transmissibilité de la peste, toute idée de supprimer les quarantaines qui atteignaient les provenances de la Grèce ; car, comment réclamer pour la Grèce la confiance de ces hommes, si ceux qui demandent la suppression des mesures de rigueur, si ceux qui ne croient que d'une certaine façon, et dans une certaine mesure, à la transmissibilité de cette maladie viennent dire, à ceux qui y croient d'une manière presque absolue, que la peste est endémique dans ce royaume. On pourrait en dire autant du midi de la France, et pourtant chacun de nous sait à quoi s'en tenir à cet égard. Ce que nous savons de la France, chaque Grec le sait de son pays et s'élève contre l'opinion dont je m'occupe en ce moment.

Jusqu'ici, cependant, je le reconnais, il y a seulement assertion contre assertion, et les hommes qui n'ont pas visité la Grèce en détail éprouveraient sans doute quelque embarras s'il leur fallait se prononcer dans un semblable état d'information. Il est donc nécessaire de recourir à d'autres faits, à d'autres raisonnements pour mettre Votre Excellence à même de porter un jugement sur cet important objet, non pas relativement à la Grèce, puisque l'ordonnance du 20 mai dernier a supprimé la quarantaine qui frappait chez nous les provenances de ce royaume, mais relativement à cette accusation d'endémicité qu'on voudrait faire peser sur tout l'Orient. Toutefois, ces observations, si elles sont jamais rendues publiques, pourront influer sur ceux des États italiens qui soumettent encore à quelques mesures quarantenaires les provenances de la Grèce, et ce serait un avantage réel pour ce dernier pays, qui, par là, se trouverait complétement admis dans l'association sanitaire des peuples de l'Occident.

Ne serait-il pas au moins étrange que, dans une localité comme Syra, où l'on voudrait faire entendre que la peste est endémique, ce fût seulement au lazaret qu'il se manifestât des preuves de cette endémicité, tandis que la ville en serait toujours exempte ? A cela on pourrait cependant répondre que le lazaret est dans des conditions plus favorables au développement de la maladie que le reste de l'île. Pour qui a visité Syra, pour qui sait que cette ville, toute construite en amphithéâtre, est située sur un des plans les plus inclinés où jamais ville ait peut-être été bâtie; pour qui a vu la rapidité avec laquelle ses moulins à vent sont presque continuellement mis en mouvement par les vents du Nord; pour qui connaît la force de ces vents, il demeure acquis que des maladies miasmatiques ne doivent guère trouver d'éléments de développement à Syra. Pour qui sait où était situé son vieux et détestable lazaret (cet établissement a été supprimé et remplacé par un lazaret fort beau), il demeurera démontré que là non plus ne se trouve aucune des causes qui peuvent produire tout d'une pièce une maladie comme la peste, surtout si on l'attribue aux causes qui la produisent en Égypte.

L'île de Syra, en effet, est un bloc de marbre, sans arbres, à quelques oliviers et à quelques figuiers près, sans ruisseaux, sans pâturages, sans culture. Ses bords tombent dans la mer perpendiculairement comme des murailles. Aussi, pas d'eaux stagnantes, pas d'humidité, rien de ce qui donne naissance à la fièvre jaune, sur les côtes de l'Amérique, au choléra, près des embouchures du Gange, et à la peste, près des embouchures du Nil. Je sais que Syra n'est pas aujourd'hui ce qu'elle était autrefois, quand des animaux vivants souillaient en grand nombre ses rues et ses places; mais, si l'on voyait là la cause de cette prétendue endémicité, on pourrait se demander comment une foule de villes de l'Espagne ou de l'Italie, tout aussi immondes que Syra l'a pu être, et tout aussi méridionales que l'est Syra, ne voient pas la peste régner endémiquement au sein de leurs populations. Je ne sache pas qu'une différence en longitude puisse donner lieu à la manifestation des grandes maladies climatologiques; c'est bien assez des maladies occasionnées par des différences de latitude.

Toutes les considérations qui viennent d'être déduites ne prouvent cependant pas encore, j'en conviens, que les équipages et les passagers atteints de peste pendant leur quarantaine à Syra n'ont pas dû attribuer leur maladie à l'influence exercée sur eux par l'air vicié de cette localité. Mais ce qui va corroborer tout ce qui précède, c'est que les équipages et les passagers qui ont été frappés de la peste à Syra, pendant la durée de leur quarantaine, venaient tous, sans exception, d'un lieu où régnait cette maladie.

L'argument présenté en faveur de Syra, où la peste s'est manifestée, est, à plus forte raison, applicable au reste du royaume, où la peste ne s'est pas montrée, sauf, cependant, la ville de Poros; mais, à Poros, comme je l'ai dit, elle fut introduite par un navire qui, arrivant d'un pays infecté, et ayant eu un mort dans la traversée, avait été admis à libre pratique après sept jours de quarantaine.

La Grèce n'est donc pas un pays où la peste règne endémiquement. La Grèce, d'un autre côté, est un pays qui, principalement depuis ces derniers temps, se défend autant qu'il est nécessaire pour qu'on ne craigne pas que la peste y soit introduite. Cette double considération doit donc complétement rassurer, quant aux dangers que pourrait présenter la libre communication avec le royaume hellénique, ceux qu'alarment encore, et à si juste titre, selon moi, le souvenir de la peste de Marseille, en 1720, et le souvenir des pestes qui ont affligé la Sicile, Malte et la Pouille, depuis cette époque si fatale pour la Provence. Mais ceci renverse en même temps toutes les théories sur lesquelles on appuyait la proposition de faire compter, d'une manière absolue, la durée du voyage comme jours de quarantaine.

Je me suis arrêté sur cette question d'endémicité, parce qu'elle est, à mon sens, la base de toute la réforme quarantenaire; et, quand je dis réforme, je parle d'une réforme acceptable par tous les esprits, contagionistes ou non. L'Angleterre, qui, depuis longtemps, avait une tendance à compter les jours de voyage comme autant de jours de quarantaine, a mis ce système en pratique; l'Autriche a cru pouvoir recourir au même moyen pour améliorer, autant que possible, la situation financière, déjà si compromise, de sa compagnie qui exploite la navigation à vapeur dans le Levant. Mais l'Autriche embarque à bord de ses paquebots, ce que ne fait pas l'Angleterre, des gardes de santé qui ont la mission de procéder à l'*essai* des hardes, car on ne peut pas dire à leur purification. Voici comment les choses se passent. Au départ de Smyrne, les paquebots autrichiens prennent chacun deux gardes de santé qui ont pour mission de toucher, tous les matins, les effets contenus dans les malles des passagers, dont on extrait, au préalable, les matières susceptibles ne faisant pas partie du bagage, telles que des fragments de coton en rame et de laine, quand il s'en trouve. Cette opération, si le temps est mauvais, a lieu dans la chambre même, ou dans tel autre endroit couvert. Si un voyageur ne consentait pas à ce que ses effets fussent touchés ainsi, et je dis touchés, parce que cela ne peut pas être considéré comme une ventilation, les gardes corderaient et cachèteraient les malles, sacs, etc., appartenant à ce voyageur, afin qu'à l'arrivée du paquebot à Trieste, le tout fût déposé au lazaret pour y subir la quarantaine et les purifications pratiquées à l'égard des marchandises susceptibles.

Ainsi l'administration autrichienne n'a pas considéré la traversée comme une épreuve suffisante, elle a cru, pour des traversées d'aussi courte durée que celle de ses bateaux à vapeur, devoir ajouter l'*attouchement* des objets compromis. Pour agir ainsi, elle avait sans doute acquis la preuve que cette affirmation, que la peste, lorsqu'elle s'est déclarée en cours de voyage, s'est toujours montrée dans les huit premiers jours de la traversée, ne méritait pas une confiance absolue.

Comment, en effet, l'administration autrichienne n'aurait-elle pas remarqué ce qu'il y a de singulier dans une telle fixation arithmétique? Qu'on fixe le maximum de l'incubation de la peste chez l'homme, je le conçois; mais qu'on fixe rigoureusement, à un jour près, l'époque à laquelle la peste, renfermée dans des malles, dans des sacs, devra se communiquer à un équipage, lorsqu'on ne prendra aucune mesure pour s'assurer quand et comment les sacs ou les malles ont été ouverts, voilà ce qu'un esprit sérieux n'admettra pas sans hésiter. L'Autriche a donc eu raison de ne pas s'en rapporter exclusivement à la durée assez courte du voyage. Mais le moyen qu'elle emploie est-il rationnel? Est-il selon la science? Beaucoup de personnes se refusent à le penser. L'Autriche, ai-je dit, ne purifie pas, elle *essaie*. Or, pour que cet essai ait quelque valeur, il faut qu'on soit sûr des qualités du corps essayeur. C'est ainsi qu'en chimie, pour être sûr de la réaction qu'on veut produire, il faut avant tout être sûr de la qualité des réactifs.

Dans le système de l'infection, de même que dans le système de la contagion, une certaine prédisposition est nécessaire pour contracter une maladie, c'est là assurément un point hors de discussion. Comment donc l'administration autrichienne acquiert-elle la conviction de la prédisposition des gardes qu'elle place à bord, lesquels touchent ou ne touchent pas les pièces de vêtements ou autres appartenant à chaque voyageur, et qui, même les touchassent-ils, pourraient, en supposant qu'ils eussent des prédispositions, ne pas contracter la maladie? Leur attouchement, en effet, ne s'étend pas où, du moins, on n'a pas la preuve qu'il s'étende à chacune des parties de chacun des objets composant le bagage des passagers. Dira-t-on qu'en fouillant dans les malles on aère ce qu'elles contiennent? Cela ne serait pas admissible, ou du moins cela serait en contradiction avec ce que fait l'administration autrichienne quand elle soumet les hardes, qu'on n'a pas voulu laisser toucher pendant le cours du voyage, à une quarantaine assez longue dans le lazaret de Trieste, où ces hardes sont alors exposées à l'air sans discontinuer.

Dans nos lazarets, l'homme ne touche les effets que tout autant qu'il le faut pour les bien exposer à l'air ambiant. S'il y met la main, c'est donc moins pour s'assurer que la peste n'y est pas renfermée que pour permettre à l'air de se bien introduire dans toutes les parties du bagage et d'agir, soit chimiquement, en brûlant les miasmes, au moyen de son oxygène, soit physiquement, en divisant la masse des miasmes, soit chimiquement et physiquement tout à la fois. Prendre l'intervention de l'homme pour le principal, en d'autres termes, recourir au moyen d'essai seulement, outre que c'est un oubli des règles de la science, c'est un moyen qui n'est pas sans barbarie si l'on a peur de la peste, et c'est, au contraire, une dérision si on ne la craint pas. A cela on peut répondre : « Rien ne « s'oppose à ce que les effets des voyageurs soient « exposés à l'air sur le pont pendant la traver« sée. » Je sais que l'administration anglaise a la prétention de faire exécuter cette partie de ses règlements. Mais pour quiconque a navigué, et principalement à bord des bateaux à vapeur, la chose paraîtra impossible. D'abord, il n'est pas toujours facile de mettre à l'air, en cours de voyage, et à bord des navires à voiles, les hardes des matelots, faites de grosses et solides étoffes; il faut encore un temps convenable pour que cette opération ait lieu sans inconvénient. A bord des navires à vapeur, il y a presque toujours l'équivalent d'une brise assez fraîche, surtout lorsqu'on marche vent debout, et c'est déjà une difficulté, puisqu'il s'agit de purifier, à bord des paquebots, des étoffes légères ou des tissus d'un prix très-élevé, comme les étoffes et les tissus dont se revêtent les femmes qui reviennent des pays chauds. Si, au contraire, il fait calme, ou si la brise venant de l'arrière contre-balance seulement, par sa force, l'action rétrograde imprimée par la marche du navire à la fumée des fourneaux, il pourra arriver ce que j'ai vu se produire le 14 septembre 1845, vers les dix heures du matin, à environ trente lieues marines de Malte, à bord du *Télémaque,* paquebot à vapeur de l'administration des postes. La fumée, n'étant plus emportée par le vent, inclinait vers le pont, et les fragments de suie enflammée qu'elle entraînait à travers les conduits, obéissant comme elle à la loi de la pesanteur et tombant sur la tente de l'arrière, l'incendièrent tout à coup et de tous côtés. La chose fut au point qu'on se vit obligé d'employer la pompe à incendie pour mouiller la tente, faite d'un tissu de chanvre très-fort, et pour mouiller le pont lui-même, qui portait déjà des traces de carbonisation. Ce fait se reproduisit, du reste, le lendemain au mouillage dans le grand port de Malte.

Je demande quelle femme revenant de l'Inde, et possédant plusieurs châles de cachemires, ne préférerait une longue quarantaine à une pareille chance d'incendie, laquelle serait d'autant plus à redouter que c'est seulement par la fumée du corps en combustion que l'on s'aperçoit des risques de détérioration que courent les objets ainsi exposés à l'action du feu. Cet inconvénient n'est pas le seul que les passagers auraient à courir, car souvent le pont, sans qu'il y ait de causes d'incendie, est parsemé de petits globules de suie, qui tachent tous les corps avec lesquels ils se mettent en contact. Enfin la vapeur elle-même, si l'on arrête la machine, ou si elle fuit par les soupapes, se condensant par son contact avec l'air, retombe, et chacun sait que les gouttes d'eau qui se forment ainsi tachent encore les tissus de couleur sur lesquels elles se déposent.

Il y a des personnes qui, admettant que la peste est transportable; qui, demandant qu'on se défende contre les envahissements de cette maladie; qui, voulant par conséquent des purifications et des ventilations rigoureuses, demandent néanmoins que ces purifications aient lieu à bord, afin que le voyage puisse alors compter comme quarantaine. Ces personnes ont bien entendu parler de l'impossibilité de faire ces opérations sur le pont, aussi proposent-elles de disposer un local dans l'intérieur du navire pour étaler les vêtements des passagers. Mais, d'abord, se sont-elles rendu compte de l'espace qu'il faut pour étaler les vêtements de dix ou quinze voyageurs seulement? Les passagers qui reviennent de l'Inde, entre autres, se font accompagner par six, sept et huit malles, sans compter le menu bagage. Comment trouver ce local à bord d'un navire à vapeur, où la machine et les soutes au charbon occupent déjà tant de place, qu'un paquebot de 220 chevaux ne peut loger que soixante-deux passagers ayant un lit? Chose étrange! pour établir ce lieu de ventilation, au moyen duquel on pourrait réduire la quarantaine et peut-être la supprimer, ce qui tendrait à faire affluer les passagers sur nos paquebots, il faudrait restreindre le local destiné à recevoir les passagers!

Si donc l'Autriche a cru que le voyage n'était pas, ne pouvait pas être à lui seul une épreuve suffisante; si, d'un autre côté, l'*essai*, fait comme elle le pratique, n'est pas de nature à donner une garantie complète; si la ventilation sur le pont doit être repoussée par suite des risques dont elle est entourée ; si enfin il n'y a pas possibilité de disposer, à bord, d'un local couvert et suffisamment aéré, il ne reste plus que le moyen des quarantaines. Heureusement, de nos jours, les quarantaines sont comme la lance d'Achille : elles guérissent les blessures qu'elles font. Grâce aux quarantaines que l'administration hellénique a imposées aux provenances des pays suspects, grâce à ce fait incontestable, que la peste est venue mourir un grand nombre de fois, depuis dix ans, dans les lazarets grecs, sans pouvoir atteindre le reste du territoire, la Grèce a vu ses provenances admises chez nous à libre pratique. Les États d'Italie ont suivi, sinon complétement, du moins d'assez près, l'exemple que la France leur donnait. Encore quelque temps, et la Grèce ne sera plus suspecte pour personne. A qui arrive de Grèce à Marseille on ne demande seulement pas combien il a de jours de voyage; on lui ouvre la porte et on le fait entrer. C'est là assurément un progrès, or ce progrès a été réalisé, il faut bien le reconnaître, par la seule application du système quarantenaire, ou, en d'autres termes, par des moyens administratifs et en dehors des discussions scientifiques.

Il me reste à examiner si l'application de moyens administratifs de même nature n'a pas, dès à présent, placé d'autres contrées du Levant dans une situation équivalente à celle du royaume hellénique? J'ai eu pour mission principale, quand je suis parti pour le Levant, d'examiner l'état sanitaire de l'empire ottoman. Mais Votre Excellence sait pour quelles raisons je me suis borné à visiter les deux Turquies d'Europe et d'Asie, laissant en dehors de mes recherches la Syrie et l'Égypte, qui sont en voie de progrès sans doute, mais qui n'offrent pas encore les mêmes garanties que le reste des possessions du sultan. Voici ce que j'ai appris et ce que j'ai vu en Turquie. Le service sanitaire y a eu deux phases bien distinctes. Dans la première, on tendait seulement à préserver la capitale, et l'on ne se préoccupait que très-peu des autres grandes villes, soit du littoral, soit de l'intérieur. C'était là un système vicieux qui gênait les communications, sans rendre certaine la disparition de la peste.

Dans la seconde phase, on s'est occupé d'abord de la défense de la double frontière de terre et de mer, puis on s'est mis à défendre les provinces, les villes et les villages même les uns contre les autres. Les localités infectées étaient donc, autant que possible, isolées de celles qui étaient saines; dans les localités infectées, on séparait les maisons saines de celles qui ne l'étaient pas; on en faisait autant dans les maisons à l'égard des individus. Tout marchait de front. Cette entreprise devait paraître immense; elle fut grande et difficile, en effet, mais pas autant qu'on aurait pu le supposer. Maintenant que j'ai vu, que j'ai suivi pas à pas, dans les archives du conseil de santé de Constantinople, tous les détails de la purification des deux Turquies, je demeure étonné de ce qu'on peut contre la peste avec des moyens fort restreints. Partout où l'isolement est pratiqué la peste s'arrête, et s'arrête presque à heure fixe; partout où l'isolement n'est pas pratiqué, ou n'est qu'imparfaitement pratiqué, la peste se perpétue, ou bien se fait jour insidieusement et va se montrer plus loin. Jamais rien ne prouva mieux, à mon avis, la transmissibilité de la peste, soit par les hommes, soit par certaines choses, que les nombreux détails de la grande opération dont je parle. Quoi de plus concluant, en effet, que le pouvoir de l'administration sur cette maladie, qui s'arrête quand l'administration veille et agit, et qui marche et s'étend quand l'autorité n'agit pas! Cela a-t-il quelque chose de commun avec une maladie purement endémique?

La première impulsion donnée aux quarantaines date du sultan Mahmoud. Ce prince avait vu la guerre, soit avec la Grèce, soit avec la Russie, soit avec l'Égypte, enlever une grande partie de ses sujets ottomans les plus valides, car l'armée ne se recrute que parmi les musulmans. Lui-même avait été obligé de frapper sur certains de ses sujets et de détruire ces hordes qui proclamaient et qui détrônaient les sultans. Les guerres étrangères, la destruction des janissaires et la peste avaient donc éclairci les rangs tour à tour. Les guerres et les dissensions civiles, qui ne frappaient que des Turcs, enlevaient des hommes au service militaire, mais la peste, en frappant sans distinction les Turcs et les Rajas, tarissait en même temps et la source des forces de l'État et la matière imposable, puisqu'un des impôts les plus importants est la capitation. Ne pouvant pas, aussitôt qu'il l'eût voulu, en finir avec la guerre, le sultan Mahmoud tenta du moins d'en finir avec la peste, qui, en 1837, avait emporté une assez grande partie de la population de Constantinople. L'épidémie, éteinte à Constantinople, continua dans la Turquie d'Europe jusqu'en 1840, mais avec des degrés d'intensité différents. Silistrie l'eut en 1838, Tatrackan, Choumla, Philippopolis, Varna l'eurent ensuite. Il fallait vaincre l'insouciance des populations et trouver des hommes qui, ayant foi en la transmissibilité de la maladie, eussent aussi une activité convenable; c'était là la grande difficulté des premiers temps. Un homme se trouva, cependant, remplissant toutes les conditions voulues; il partit et la peste s'arrêta en sa présence. Cet homme s'appelait le docteur Wagner ; il est mort depuis lors. Ce que je vais citer de sa correspondance, laquelle se trouve encore au conseil de santé de Constantinople, ne pourra pas être suspecté d'avoir été écrit après coup pour le plus grand avantage de ceux qui croient à l'utilité des quarantaines. Il écrivait donc le 16 mai 1840 :

« *Dans le plus grand nombre de cas* (ces mots « sont soulignés dans le rapport), j'ai vu apparaître les bubons un, deux et même trois « jours avant la manifestation des symptômes

« fiévriques (*sic*). J'ai vu des malades que, sans « ces bubons, on eût regardés comme parfaite- « ment bien portants. Toutefois, les symptômes « qui suivaient l'apparition des bubons furent « bien plus graves et les décès plus nombreux « que là où les bubons se montraient pendant « le cours même de la fièvre. Vers la fin de jan- « vier, les cas devinrent de plus en plus rares, « et presque tous prirent le caractère d'une « fièvre gastrique plus ou moins forte. Sans « observer les bubons survenus dans une pé- « riode plus ou moins avancée de l'affection, « on aurait pris tous ces cas pour des fièvres « gastriques. »

En Asie, la peste résista plus longtemps à l'action des mesures sanitaires. La correspondance médicale du conseil de santé de Constantinople mentionne, à cet égard, des faits que je ne dois pas négliger de porter à la connaissance de Votre Excellence. Cette résistance, au dire de tous les médecins et de tous les fonctionnaires envoyés sur les lieux, a tenu aux nombreuses communications que cette partie de l'empire entretenait avec la Syrie et avec l'Égypte.

En mars 1840, la peste se montra dans un village des environs de Samsoun, sur le littoral de la mer Noire. En juin de la même année, elle apparut à Gyrly-Bey, village situé près d'Aïdin, dans l'Anatolie. A la même époque, elle éclata à Enis, près de Sparta, dans la Caramanie. En août de la même année, elle se montra à Erzeroum, en Arménie. On la combattit partout avec efficacité, excepté dans la province d'Erzeroum, où elle régna jusqu'en 1842. En 1841, elle se montra à Asha, près de Trébisonde; là elle fut également étouffée.

Dans la province d'Erzeroum, province située à l'extrémité de l'empire et où l'action de l'autorité centrale se faisait moins sentir, on éprouva dans les premiers temps des difficultés sans nombre, provenant, soit du peu d'empressement des autorités locales à seconder les vues du conseil de santé, soit de l'état nomade dans lequel vivent les peuples du Kurdistan, province limitrophe. Le docteur Maison, inspecteur sanitaire à Erzeroum, dit que la peste de

1841 est venue du Kurdistan en Arménie. Selon lui, le Kurdistan l'avait reçue de Syrie. « Elle avait, en effet, commencé dans la ville de « Bitlis, que son commerce met en communi« cation presque continuelle avec les villes de « Diarbékir, d'Orfa, d'Alep et de Damas. Les « bazars de Bitlis renferment habituellement « beaucoup de marchandises de Syrie et d'É« gypte. » Dans l'espace de soixante et quinze jours cette maladie avait envahi près de deux cents heures de chemin, et elle avait tué trente-cinq mille personnes. Comme elle reparut en mai 1842, on prit le parti d'envoyer à Erzeroum, avec le titre d'inspecteur, un homme de résolution, et d'établir des offices de santé tout autour du Kurdistan, afin d'empêcher l'infection de pénétrer de là en Arménie. La peste fut combattue avec succès par les soins de cet inspecteur, M. Bartoletti. M. le docteur Wagner, dont j'ai déjà parlé, et M. Bartoletti sont à mon avis, les deux agents les plus entendus auxquels des missions sanitaires aient été confiées en Turquie. La correspondance de ce dernier renferme des détails assez intéressants pour que je croie devoir les reproduire ici, car ils peuvent jeter quelque lumière sur le mode de transmission qui paraît, en certains cas au moins, être propre à la maladie ; cette correspondance fait d'ailleurs connaître l'activité avec laquelle l'autorité sanitaire turque, quoique encore jeune d'expérience, a su agir en 1842. « Dans le département de « Tscheuldyr, province d'Erzeroum, « écrivait M. Bartoletti, le 13 août 1842, il y a « plusieurs cantons, tels que ceux d'Oltu, de Li- « vana, d'Adjara, de Norman, et de Taousch- « Ker. Les villagesqui composent ces différents « cantons varient de dix à cent cinquante et deux « cents maisons habitées par des musulmans et « des chrétiens d'une race commune (arménienne « ou géorgienne), craignant la peste comme le « plus redoutable ennemi. On a vu ces gens, l'an- « née dernière, lorsque le fléau pestilentiel les « avait envahis, se sauver en masse d'un village « dans un autre, et venir jusqu'à Erzeroum implo- « rer le secours des autorités pour se délivrer de « la contagion. Ces gens peuvent être considérés « comme des contagionistes au plus haut degré. « La peste s'étant déclarée cette année-ci dans

« sept de leurs villages, très-éloignés les uns « des autres, Wesky-Sor, Teck-Tick, Accortes, « Kératos, Hossans, Ketschick et Tchasor, y a « été étouffée avec un bonheur et une facilité à « laquelle on ne saurait s'attendre ailleurs. La « population se prêtait à toutes les mesures de « bon gré, avec empressement même. »

Le 31 août 1842, le même agent écrivait : « La « peste existe à Norman et dans huit villages de « ce canton, comme aussi dans un village à une « heure d'Oltu. Tous ces endroits ont été immé- « diatement soumis aux mesures de précautions « prescrites par les règlements. Les populations « s'y prêtent volontiers, et les autorités nous « protègent. La contagion s'est de plus manifes- « tée à Taousch-ker et dans deux villages du « *casa* (canton) de Penneck. »

Le 13 septembre, M. Bartoletti annonce que, s'étant rendu dans le département de Tscheul-dyr, il a visité entre autres Schkerly, village de quarante maisons, à quatorze heures au nord d'Erzeroum. A trois quarts d'heure nord-ouest de ce village, il a également visité Kihani, hameau de seize maisons, dans lequel il est mort, en trente jours, dix-huit individus. « Six malades « soumis à mon observation, dit-il, présentaient « un cortége plus ou moins complet de symptômes « de peste et, entre autres, des charbons et des « bubons. Les habitants de ces villages, tous « musulmans, écoutèrent avec une grande atten- « tion les avis qui leur furent donnés. Les ma- « lades furent réunis dans un local à part. Les « maisons furent vidées et fumigées, et les effets « susceptibles plongés dans l'eau. » Ces mesures suffirent pour arrêter la peste. M. Bartoletti visita ensuite le village de Kiseul-Kilissé, situé à une heure au nord de Kihani. Quatre jours avant, un enfant de trois ans et un homme de trente avaient succombé. La maladie de ce dernier avait duré six jours. Mêmes précautions, mêmes résultats. Au village de Laoussor, il y avait eu un décès. « Un jeune homme de vingt « ans étant allé voir ses parents à Petkir, où « était la peste, rentra chez lui malade, et mou- « rut au bout de sept jours, ayant des bubons « aux aisselles. »

La peste fut attaquée partout, par les moyens d'isolement et de purification seuls, et sa disparition de la province d'Erzeroum date de cette année 1842, car on ne saurait compter une légère recrudescence qui a eu lieu, en 1843, dans les districts de Moush et de Tscheuldyr, et qui, du reste, disparut aussitôt que des mesures d'isolement furent prises.

Ainsi on délivre une localité de la peste par l'isolement des suspects et par la purification des maisons atteintes; tout ce qui s'est passé dans les diverses provinces, et, entre autres, dans celle d'Erzeroum, le prouve suffisamment. Mais comment une localité est-elle infectée? La correspondance des divers agents envoyés dans la province dont il s'agit va en donner une idée. Le village de Bahtschedjick, situé à une heure d'Oltu, avait eu précédemment la peste; il avait fait quarantaine, et la maladie s'était éteinte. Mais un individu, venant de Petkir, où était la peste, mourut le lendemain de son arrivée, au commencement du mois d'août 1842; à la suite de cet accident, le fléau sévit de nouveau, et emporta vingt-cinq individus. Le village dont il s'agit n'a que dix maisons. A Norman, un individu de la famille

Dedé-Aly [1], venant également de Petkir, communique la peste à son village ; du moins la mortalité a commencé dans la maison où cet homme a logé.

En novembre 1842, un rapport médical annonce que la peste a éclaté à Kamuschleu, village du district de Kars, situé à sept heures de cette ville, et sur la route d'Erzeroum. Ce village est habité par des Kurdes. Voici comment, d'après la correspondance médicale, s'opéra l'importation de la maladie : « Le nommé « Méhémet, fils de Kanly-Abdy, de Kamus- « chleu, se rendit à Bajazid pour y chercher « son frère Youssouf, soldat dans un des régi- « ments de ligne qui sont actuellement canton- « nés sur la frontière. Méhémet parvint à faire « déserter Youssouf, et ils allèrent tous les deux « se cacher pendant quelque temps dans un « village atteint par la peste. Ce village est situé « dans le casa (canton) de Penneck, dans le « Tscheuldyr, où régnait la peste. Trois jours

[1] Je cite des noms propres quand je les trouve dans la correspondance, parce que cela donne un plus grand caractère d'authenticité aux faits.

« après que les deux frères furent arrivés à Ka-« muschleu, Méhémet y mourut, et, dans l'es-« pace de quatre jours seulement, sa mort fut « suivie de celle de deux de ses frères et d'une « de ses sœurs. Youssouf et un autre de ses « frères sont malades. » De cette maison la maladie s'étendit à quatre autres, dont les habitants avaient des relations avec ceux de la maison infectée; ces familles la communiquèrent à d'autres. « Des agents envoyés sur les « lieux *cernent* la contagion, » dit un premier rapport, et bientôt un second rapport apprend au conseil de santé que « la peste s'est complé-« tement arrêtée. »

Déjà, l'année précédente, le docteur Maison, l'un des agents de l'intendance sanitaire, avait signalé des faits complétement analogues. Ainsi « un certain Jani, ayant acheté un tapis d'un « Kurde qui résidait à Mousch (il l'avait payé « 38 piastres, 9 fr. 50 c. environ), coucha la « même nuit sur ce tapis, en compagnie d'un de « ses amis nommé Dimitri. Le matin, en se ré-« veillant, tous les deux avaient grand mal à « la tête; ils éprouvaient des vomissements et

« tous les symptômes de la peste. » Plus loin on trouve, dans la correspondance du même agent, le fait qui suit : « Dans le village d'Arscin, deux « Arméniens catholiques étant morts de la peste, « toutes les familles catholiques quittèrent au « même instant leurs habitations et allèrent s'é-« tablir sur les montagnes voisines. Ce même « village renfermait quatre familles turques aux-« quelles les parents des décédés s'adressèrent « pour les faire enterrer. Ces Turcs ayant re-« poussé les propositions qui leur étaient faites, « les parents s'adressèrent à l'iman du village « de Baz (village voisin), et ils s'engagèrent à lui « donner deux vaches pour l'indemniser de sa « peine. L'iman accepta. A peine eut-il lavé et « enterré les deux cadavres, qu'il rentra chez lui « avec les linges qui les couvraient. Il eut pres-« que aussitôt un grand mal de tête, que sui-« virent tous les symptômes de la peste. Au « bout de dix jours il n'existait plus personne « dans sa maison. Lui, sa femme, le frère de « sa femme et cinq enfants avaient succombé. « Le village, sain jusqu'alors, perdit trente-« sept personnes. »

Le docteur Maison rapporte encore le fait suivant : « Deux arabas (voitures) de Kurdes, « fuyant le village de Tchat où la peste régnait, « passèrent par le village de Ligia, où la peste « ne régnait pas. Un des Kurdes vint à y mou- « rir de cette maladie. Aly-Effendi, iman de « Ligia, s'engagea à enterrer le cadavre moyen- « nant 7 piastres 1/2 (1 fr. 80 cent. environ). Il « n'y avait pas encore six heures que le Kurde « était enterré lorsque Aly-Effendi fut atteint « de la peste. Huit jours après, toute sa fa- « mille, composée de six personnes, lui com- « pris, avait disparu. La peste se répandit, et « le village perdit trente-deux de ses habitants. » — « Un habitant du village d'Alagiack, nommé « Méhémet, partit de chez lui, où la peste ne « régnait pas, pour aller vendre un arabas (voi- « ture) de paille à Erzeroum, où régnait la « peste. Avant de retourner à Alagiarck, il « acheta au marché une veste qu'il mit aussi- « tôt sur lui. Le soir, en rentrant dans son do- « micile, il était déjà atteint de la peste. Quatre « jours après, il n'existait plus. Sa femme et « un de ses frères furent ensuite victimes du

« fléau, qui s'étendit et tua quatre personnes « dans le village dont il s'agit. »

J'aurais d'autres faits de ce genre à citer pour l'est de l'empire ottoman; mais je préfère m'occuper de Constantinople et des Dardanelles, où il s'est passé des choses encore plus dignes d'intérêt. Toutefois, cette promptitude avec laquelle les hommes dont il vient d'être question ont été frappés pourrait, à la rigueur, servir de corollaire à l'opinion qui considère un voyage de huit jours comme une épreuve suffisante, quand il n'y a pas eu de morts ou de malades pendant la traversée. Mais cette conséquence ne serait pas rigoureusement exacte. Un homme, avons-nous dit, achète une veste à Erzeroum, et il a la peste le même jour. Si c'est le vêtement acheté qui lui a donné la peste, et j'avoue que je suis disposé à le penser, ce vêtement renfermait donc la maladie, et il ne pouvait dès lors être porté impunément que par une personne non prédisposée, à moins qu'il n'eût, au préalable, été purifié; ce qui entraîne avec soi la nécessité du dépôt dans un lazaret. Si l'on disait que le vêtement n'a pas donné la maladie, qu'elle a été prise dans l'air infecté d'Erzeroum, il resterait à en donner la démonstration; mais cette démonstration, fût-elle donnée, ne résoudrait pas la question. Il y aurait encore à répondre à des faits que je vais rapporter.

Depuis que la Turquie se défend contre la peste, ce fléau s'est montré, à différentes reprises, dans ses lazarets maritimes et y a sévi avec une violence remarquable; cela tendrait déjà à prouver qu'il faut moins attribuer le bon état sanitaire de la Turquie à de meilleures conditions hygiéniques, qui après tout n'existent pas encore, qu'aux mesures de purification et de séquestration mises en pratique. Le lazaret de Smyrne, quelque délabré qu'il soit[1], a plusieurs fois étouffé la peste entre ses murailles ruinées. Par là il a garanti l'Anatolie. Le lazaret de Kouléli, sur le Bosphore, et l'île de Proti, dans la mer de Marmara, ont de même garanti Constantinople et ses environs, principalement en l'année 1841. Ce lazaret de Kouléli, établissement magnifique, situé presque en face

[1] On va le restaurer.

de la capitale, était un reste du système qui avait en vue de défendre la capitale seulement. A l'époque où on est entré dans une voie plus large, il a été supprimé et remplacé par un autre établissement très-convenable, construit au-dessus et à peu de distance de la ville des Dardanelles. La défense de la Turquie se trouve ainsi portée aux avant-postes de l'empire, comme cela doit être quand on veut comprendre tout un pays dans un système de défense. Je viens au fait que j'ai annoncé; il est à la fois, je crois, et une preuve de la transmissibilité de la peste et une preuve de la non-endémicité de cette maladie en Turquie.

Le 19 juin 1841, le médecin sanitaire des Dardanelles, le docteur Xanthopulo, écrivit à l'intendance de Constantinople « que les pri« mats d'Itgelmés, village éloigné de sa ré« sidence de trois heures seulement, l'avaient « informé, par un exprès, qu'une maladie pré« sentant des caractères inquiétants venait de « se manifester dans leur localité [1]. » Ce mé-

[1] Itgelmés est situé à une heure environ du rivage sud de l'Hellespont.

decin se rendit sur les lieux et fit immédiatement interrompre les communications entre Itgelmés et les villages circonvoisins. Voici ce qui avait éveillé les craintes des primats : une jeune fille grecque étant à l'agonie, un prêtre était venu *lui lire*[1]. Le prêtre était presque aussitôt tombé malade, et avait succombé un jour après la jeune fille. Un berger avait éprouvé le même sort. C'était la peste qui venait de débuter ainsi. Elle attaqua quarante-cinq personnes dans le village d'Itgelmés, et elle en fit périr vingt-sept. Ce qui est déjà digne de remarque, c'est qu'elle resta confinée dans ce village, où l'autorité l'avait cernée. En remontant à l'origine de la maladie, le docteur Xanthopulo apprit qu'un paysan (*contadino*[*]), se trouvant avec sa fille au bord de la mer, avait aperçu un cadavre assez proprement vêtu, et qu'ils étaient déjà occupés à le dépouiller, lors-

[1] Il est d'usage, dans tout l'Orient, que, dans des cas semblables, les prêtres aillent *lire* auprès des malades, selon les religions, des passages soit de l'Évangile, soit de la Bible, soit du Coran.

[*] La lettre est en italien.

qu'un autre individu survint et réclama sa part des dépouilles. Or, la jeune personne morte la première au village d'Itgelmés, et qu'on appelait Panajotizza-Fostira, et le berger mort si peu de temps après elle, et qui se nommait Anastasi-Dimo, faisaient partie des trois personnes qui avaient dépouillé le cadavre. Il est dès lors permis de supposer que le cadavre ou les vêtements dont il se trouvait revêtu avaient donné la peste à la jeune fille et au berger, puisque ceux-ci avaient été atteints à trois jours d'intervalle, et puisque la jeune fille avait communiqué la maladie à un homme étranger au dépouillement du cadavre, c'est-à-dire au prêtre grec, qui se nommait Papa-Mathio. Mais d'où venait le cadavre? Était-ce comme cadavre seulement, et à cause de son état plus ou moins avancé de décomposition, qu'il avait communiqué ainsi une maladie qui prit bientôt tous les caractères de la peste? Ou bien encore la peste était-elle née à Itgelmés par une cause purement endémique? Ou bien enfin, pour ceux qui ne croient pas à l'endémicité de la peste en Turquie, était-ce un ferment déposé là depuis longtemps et qui venait de faire une explosion que tôt ou tard il devait faire ! Quoi qu'il en soit, la jeune Panajotizza-Fostira avait été atteinte le 13 juin, le berger Anastasi-Dimo le 16, et le prêtre Papa-Mathio le même jour que le berger. Il est bon, pour plusieurs raisons, de constater ces dates.

Un fait remarquable était survenu aux portes de Constantinople, dans les premiers jours de ce même mois qui avait vu la peste éclater à Itgelmés. Le 8 juin 1841, M. Marchand, docteur médecin de la faculté de Vienne en Autriche et membre de l'intendance sanitaire, avait été appelé au lazaret de Kouléli pour visiter quelques passagers malades provenant d'un navire commandé par le capitaine Yazidji-Oglou. Ce navire, chargé de pèlerins, était arrivé d'Alexandrie la veille, par conséquent le 7 juin. Dix de ses passagers manquaient sur le nombre de ceux qu'il avait embarqués à l'époque de son départ d'Égypte. Deux négresses passagères venaient de mourir, et plusieurs autres individus se trouvaient atteints de la peste. Par l'interrogatoire des passagers on connut bientôt les détails de la navigation. On apprit, entre autres choses, que le capitaine Yazidji-Oglou avait mouillé pendant trois jours près de la plage au-dessus de laquelle est situé le village d'Itgelmés, que pendant ces trois jours deux Arabes étaient morts à son bord, qu'on avait déposé les cadavres sur le rivage revêtus des habits qui les couvraient au moment de leur décès, et que, les vents étant ensuite devenus favorables, le bâtiment s'était mis en route pour Constantinople, où il avait mouillé après vingt-quatre heures de navigation [1].

J'ai pris les renseignements et les dates, dont je me sers, dans les pièces officielles que renferment les archives du conseil de santé de Constantinople. C'est dès lors le 6 juin, au plus tard, que les cadavres ont été déposés sur la rive des Dardanelles. Je dis le 6 au plus tard, car la déposition des passagers n'ayant pas précisé à quelle époque du mouillage, qui a duré trois jours, les cadavres ont été portés

[1] Pour que le capitaine Yazidji-Oglou ait remonté en vingt-quatre heures des environs de la ville des Dardanelles jusqu'à Constantinople, il a dû faire un vent de sud assez fort pour lui permettre de filer sept nœuds au moins.

à la côte, cela pourrait aussi bien avoir eu lieu le 3 que le 6. Du 6 au 13, jour où la jeune fille est atteinte, on compte sept jours. Il est vrai qu'on n'a pas su non plus si c'était le 6 ou le 7 qu'avait été opéré le dépouillement du cadavre. Si ce dépouillement avait eu lieu le 7, l'incubation n'aurait duré que six jours. S'il avait eu lieu le 8, et il n'est pas supposable que, sur le rivage des Dardanelles, par un vent de sud longtemps attendu sans doute, et attendu dès lors par un grand nombre de bâtiments et de barques, le cadavre soit resté inaperçu pendant trois jours[1]; si le dépouillement, dis-je, n'avait eu lieu que le 8, l'incubation n'aurait duré que cinq jours. Cela posé, quel jour meurt Panajotizza-Fostira? Elle meurt le 18 juin; il y aurait donc au moins dix jours

[1] M. le docteur Pezzoni, conseiller d'État de S. M. l'empereur de Russie, docteur en médecine de l'université de Madrid, et membre du conseil de santé de Constantinople, où il siége comme délégué de Russie*, a publié sur ce double événement, de la peste à bord du navire du capitaine Yazidji-Oglou et de la peste d'Itgelmés, deux brochures qui confirment l'exactitude des faits.

* La plupart des nations chrétiennes ont des délégués dans ce conseil.

d'écoulés entre sa mort et le dépouillement du cadavre. Mais cette jeune fille mourut sans qu'on eût pu distinguer sur son corps le moindre symptôme de peste, et ce n'est que sur le prêtre Papa-Mathio et sur le berger Anastasi-Dimo, atteints tous les deux le même jour (16 juin) et habitant des maisons différentes, ce qui est bon à signaler, que les premiers symptômes de la peste furent aperçus. De ces deux personnes, la première mourut le 19 juin, après trois jours de maladie, et la seconde le 21, après cinq jours de maladie. Il s'est, par conséquent, écoulé neuf jours depuis le moment où la jeune fille a pris part au dépouillement du cadavre jusqu'au moment où la présence de la peste a pu être constatée, en supposant que les symptômes se soient manifestés chez le prêtre grec le lendemain de l'invasion. Mais ce qui conduit à des résultats moins hypothétiques que les observations relatives au prêtre grec, ce sont les faits observés sur le berger Anastasi-Dimo, qui, en supposant toujours que le dépouillement du cadavre n'ait eu lieu que le 8 juin, n'ayant été atteint que le 16, présenterait encore, en admettant que les symptômes caractéristiques aient fait leur apparition le lendemain de l'invasion de la maladie, une incubation de neuf jours.

Tout cela se rapproche assez de cette observation d'une incubation de onze jours au plus que j'avais recueillie en Égypte durant la mission que j'ai remplie dans ce pays en 1839. Mais tout cela doit paraître aussi de nature à renverser le système qui tendrait à faire admettre un navire à libre pratique après huit jours de voyage, par cela seul qu'il n'aurait eu ni morts ni malades pendant la traversée.

Sans doute le capitaine Yazidji-Oglou avait eu des morts et des malades dans sa traversée d'Alexandrie à Constantinople; sans doute, le système dont je parle étant adopté, le navire commandé par ce capitaine aurait été soumis à des mesures de rigueur, puisqu'il ne serait question de dispenser de la quarantaine que les navires qui, ayant huit jours de traversée, n'auraient eu ni morts ni malades pendant ces huit jours. Mais si les vêtements qui couvraient le cadavre déposé sur le rivage, au lieu d'avoir été portés à Itgelmés, où ils ont donné la peste à Panajotizza-Fostira et à Anastasi-Dimo, avaient été renfermés dans une malle et expédiés ensuite pour Trieste, pour Gênes ou pour Marseille, la peste ne serait pas sortie de ces vêtements avant l'ouverture de la malle. Votre Excellence comprend que je prends ces vêtements pour exemple, afin de conclure de ceux-ci à tout vêtement imprégné de miasmes pestilentiels.

Or, le navire, s'il n'y avait eu à bord que cette cause d'infection, n'aurait eu ni morts ni malades pendant la traversée; il aurait donc été admis à libre pratique après son arrivée, et la malle aussi; or, les vêtements retirés de la malle auraient donné la peste à ceux qui, après l'admission à libre pratique, se seraient mis en communication avec les causes d'infection qu'ils renfermaient, puisque ces vêtements, il ne faut pas l'oublier, ont donné la peste au village d'Itgelmés. A dire vrai, il aurait fallu que ces gens fussent prédisposés. Mais est-il quelqu'un qui puisse dire : Tel homme est prédisposé, et tel autre ne l'est pas?

Puisque je suis revenu à l'examen de la question relative à la durée du voyage que l'on propose de faire compter comme quarantaine, Votre Excellence me permettra, j'espère, de m'appuyer sur d'autres considérations pour démontrer l'insuffisance d'une pareille mesure.

J'ai cité le docteur Wagner, qui, à Silistrie, en 1840, avait vu « des gens atteints de tumeurs « inguinales pestilentielles, paraissant néan« moins si bien se porter, qu'en n'observant « pas, dit-il, les tumeurs dont il est question, « on les aurait pris pour des gens parfaitement « bien portants. » Des remarques de cette nature n'ont pas été faites à Silistrie seulement; la peste de l'Égypte, en 1834, a fourni une foule d'observations pareilles. L'honorable et savant Clot-Bey, qui a écrit un ouvrage très-curieux sur cette peste, en mentionne plusieurs que je vais rapporter d'après lui.

A la page 140 du livre dont il s'agit, on lit ce qui suit :

« Observation 2e. — 25 mars. — Ahmet-Soli« man, soldat au régiment des sapeurs, entré à

« l'hôpital DEPUIS 5 JOURS, *sans maladie caracté-« risée, son état ne présente rien de suspect;* il passe « à la salle des fiévreux avec les symptômes sui-« vants : pouls fréquent, langue sèche, peau « chaude et sèche, accablement général. Trans-« porté le même jour, 25 mars, dans la salle « des pestiférés, il mourut presque aussitôt. « Autopsie dix heures après : charbon peu dé-« veloppé sur le côté gauche de la mâchoire, « pétéchies sur différentes parties du corps. »

A la page 143 du même livre, se trouve l'observation suivante, faite à l'hôpital d'Abouzabel, le 3 avril : « Ibrahim-Mustapha, quinze ans, tem-« pérament lymphatique, venu du Caire, est ad-« mis au camp d'observation comme atteint d'une « LÉGÈRE *gastro-entérite.... Plus tard* on découvre « un bubon à la partie interne et supérieure de « la cuisse droite, au-dessous de l'arcade cru-« rale, *sans douleur ni rougeur.* »

Ce malade, qui ne paraît pas avoir réellement souffert, guérit.

Page 144, on voit inscrit, à la date du 4 avril, « Mansour-Soliman, du 23e régiment, « constitution forte, trente ans, tempérament

« sanguin, céphalalgie forte, langue blanche et « rouge aux bords, *facultés intellectuelles saines,* « *facies naturel,* pouls dur, fort et fréquent; « charbon d'un pouce et demi de diamètre, à « la cuisse droite, que le malade NOUS A TENU « CACHÉ PENDANT SEPT JOURS. »

La page 156 offre le fait suivant: « Kater-Ibra- « him, porteur d'eau au service du lazaret, cin- « quante ans, constitution détériorée, malade de « la veille, entré le 19 mai. *Point de vertiges ni* « *de céphalalgie;* langue humide, blanche, rouge « aux bords; *sans stupeur;* pouls assez fort (à 80); « *bubon axillaire du côté droit;* appétit prononcé. « DEUX SOUPES, limonade végétale. Le 20, le « malade paraît bien, il a de l'activité dans ses « mouvements; cerveau parfaitement libre; au « moment de la visite il est assis sur son lit, se « faisant raser la tête; *il ne se plaint que d'une* « *difficulté d'uriner.* Nous avons laissé le malade « dans cet état si peu grave à dix heures du ma- « tin; *à midi il était mort.* »

La page 159 du même ouvrage mentionne encore une observation curieuse. « 21 mai. — Is- « maël, Turc du dépôt, vingt ans, tempérament

« sanguin, *se dit malade depuis plusieurs jours; le* « *facies est naturel,* parole un peu traînante, *cer-* « *veau libre,* langue blanche, rouge aux bords, « pouls fort (à 90), un peu de chaleur à la peau. « Douleur, *à la pression,* aux deux aines. Du 22 « au 23, même état à peu près. Du 24, pouls faible « (à 100); du reste dans le même état : *cerveau* « *libre, facies naturel;* seulement la parole est « lente et traînante; LE MALADE DIT ÊTRE BIEN. Du « 25, mort à deux heures après midi, sans pété- « chies ni bubons. »

A la page 170, il y a encore un cas assez singulier. « Observation 63e.—Un domestique était « depuis quatre jours atteint d'accès réguliers de « fièvre avec accidents gastro-céphaliques. Comme « on prit cette maladie *pour une* FIÈVRE INTERMIT- « TENTE QUOTIDIENNE ORDINAIRE, on négligea de « me le faire voir. Ce ne fut que le 7 de safar, « pendant l'apyrexie, qui ressemblait plutôt à une « agonie, qu'on l'offrit à mon observation. Le « pouls était petit et fréquent, la peau couverte « d'une sueur gluante et froide, un énorme « bubon inguinal existait au côté gauche. »

Enfin, comme observation dernière, je citerai

le cas de peste mentionné par Clot-Bey, page 322. « Madame P***, dit-il, tomba malade. *Plusieurs* « *jours* se passèrent sans que l'on reconnût la « nature de la maladie; *personne ne se doutait que* « *ce fût la peste*... Le docteur Aubert (M. Aubert-« Roche) *ne reconnut la nature de la maladie que* « *plusieurs jours après son invasion.* » Je dois dire que Clot-Bey tire de là une preuve que la peste n'est pas contagieuse, attendu que, pendant les plusieurs jours que la maladie mit à se déclarer nettement, toute la famille de Madame P*** communiqua avec elle sans qu'aucun des siens prît la peste.

Que si maintenant, passant du particulier au général, Votre Excellence voulait ajouter d'autres preuves à celles qui précèdent, je n'aurais qu'à ouvrir ce même et instructif ouvrage de Clot-Bey, et j'y trouverais ce qui va suivre.

1° Page 144, l'auteur, à l'occasion du bubon survenu à Ibrahim-Mustapha dont je viens de parler, dit : « Je n'ai pas besoin de faire re-« marquer combien il serait inutile de répéter « des observations de ce genre et d'autres plus « significatives, dans lesquelles nous aurions pu

« croire avoir affaire à des bubons vénériens, si « nous n'avions pas tenu compte de l'épidémie « régnante. »

2° Page 165, il dit encore : « Dans le courant « du mois de zilhadé, M. le docteur Loria s'étant « trouvé malade, j'ajoutai son service au mien, et « je pus remarquer, pendant dix à douze jours, « que *presque tous les entrants étaient atteints de « gastro-entérites* plus ou moins graves, et la ma- « jeure partie avec des accidents cérébraux. »

Tous ces faits, toutes ces réflexions doivent avoir une importance très-grande dans les fixations quarantenaires. Que ceux qui ne croient pas à la transmissibilité de la peste demandent purement et simplement la suppression des mesures de préservation, voilà qui est être conséquent avec soi-même, puisque à leurs yeux une erreur de diagnostic ne peut rien compromettre; mais que des hommes qui croient à la transmissibilité de la peste, puisqu'ils proposent certaines épreuves, comme, par exemple, une traversée de huit jours et la visite médicale des gens embarqués sur le navire, viennent dire que huit jours suffisent, c'est de l'inconséquence et rien de plus. Je suppose, en effet, un navire arrivant après huit jours de traversée et qui aurait à bord un malade comme celui que cite Clot-Bey, lequel ne paraissait *atteint que d'une simple fièvre intermittente;* en conclura-t-on que la peste n'est pas à bord de ce navire ? Elle y couve pourtant. Admettre le navire purement et simplement, dans un cas pareil, c'est admettre la peste, puisque c'est admettre un pestiféré. Passons à une autre observation, celle où il est question d'un homme dont, d'après l'honorable chef du service médical en Égypte, l'aspect n'offrait rien de particulier, si ce n'est la *parole un peu traînante et un peu de douleur aux aines QUAND ON LES PRESSAIT.* Une telle maladie serait plus que probablement restée inaperçue à la visite médicale, surtout si elle eût existé chez une des passagères, et pourtant s'il n'y avait eu que ce malade à bord d'un navire, rien, pourvu que le bâtiment eût eu huit jours de mer, n'aurait empêché qu'on l'admît à libre pratique. Dans cette circonstance encore, on aurait, sans s'en douter, ouvert la porte d'un pays sain à un pestiféré. La même chose serait résultée de la présence à bord d'un individu, dans une position analogue à celle de ce porteur d'eau entré à l'hôpital du Caire le 19 mai, lequel avait, d'après le livre de Clot-Bey, un bubon à l'aisselle (bubon axillaire), *sans avoir de vertiges, sans avoir de céphalalgie, sans avoir de stupeur,* mais qui, par contre, *avait un appétit* PRONONCÉ *et mangeait ses deux soupes.* Ces états de maladie incertaine ne durent pas un jour ou deux seulement, ils se maintiennent trois, quatre et même cinq jours. Ce qui fait que la peste, se montrant en mer sous ces aspects fallacieux le septième, le sixième, le cinquième et même le quatrième jour après le départ, ne serait pas manifeste au huitième jour du voyage. Tout ceci soit dit indépendamment de ce qui concerne les vêtements.

Huit jours, est-ce bien la plus longue durée d'incubation sur les individus? Je crois avoir prouvé qu'à Itgelmés il y avait eu une incubation d'au moins neuf jours, celle du berger Anastasi-Dimo. Au lazaret de Kouléli il s'est aussi passé des faits qui doivent être mis en lumière. Le nommé Méhemet-Hussein, âgé de trente-cinq ans, natif de Césarée, et habitant Constantinople depuis son enfance, fut chargé, comme portefaix, de transporter, du quai au lazaret de Kouléli, quelques marchandises et les bagages des passagers arrivés le 8 juin par le navire du capitaine Yazidji-Oglou. Il est bon de constater, avant d'aller plus loin, que ce portefaix ne mit jamais le pied à bord du navire infecté, et qu'il ne fut employé qu'au transport des bagages et pendant leur débarquement[1]. Les objets dont il est question furent totalement débarqués le 11 juin, et ce portefaix tomba malade de la peste le 22, ce qui donnerait une incubation de onze jours. Méhemet-Hussein n'est pas le seul auquel la peste fut communiquée : un garde de santé, Abdallah, âgé de dix-huit ans, et placé le 8 juin à bord du navire, tomba malade; il mourut le 12. Ici la durée de l'incubation ne peut pas être évaluée; elle est dans tous les cas de moins de quatre jours. On croyait en avoir fini avec les

[1] Le navire fut envoyé, sous bonne garde, purger sa quarantaine dans l'île déserte de Proti, située à plus de deux myriamètres de Constantinople; il y perdit trois matelots. Les malades de la peste au lazaret de Kouléli furent avec soin séparés des passagers bien portants.

apparitions de la peste, lorsque, le 14 juillet, le docteur Davantoglou, médecin attaché au lazaret de Kouléli, écrivit ce qui suit à l'intendance sanitaire de Constantinople :

« Le fils de l'aubergiste du lazaret était ma-« lade depuis trois jours (par conséquent depuis « le 11); il avait tous les symptômes d'*une fièvre* « *gastrique très-aiguë*. Avant-hier je lui ai fait « moi-même une saignée au bras, et hier, à la « visite, trouvant les mêmes symptômes, je lui « ai fait appliquer des sangsues..... Cet indi-« vidu vient de mourir. L'aubergiste m'a déclaré « qu'hier au soir il s'était manifesté des pétéchies sur le corps de son fils, et, de plus, un « bubon à l'aine. » Vérification faite du cadavre, ces signes furent reconnus exister. Le surlendemain de la mort de ce jeune homme, sa sœur, âgée de dix-sept ans, fut atteinte à son tour, et mourut après 24 heures de maladie. Il est bon de remarquer que l'aubergiste ne communiquait pas avec les passagers en quarantaine, et que les gardes seuls de ces derniers venaient à l'auberge, où sans doute on ne se défendait pas suffisamment de toute communication avec eux.

Tout cela remet en discussion la question de l'endémicité de la peste en Orient ; car si la peste est endémique en Turquie, il n'y a rien d'extraordinaire à ce qu'elle se soit ainsi montrée au lazaret de Kouléli. Mais qui ne voit que les choses se passent à Constantinople comme à Syra? que ce n'est qu'au lazaret, et encore après l'arrivée d'un navire infecté, venant d'un lieu alors en proie à la peste, qu'on observe des cas de cette maladie? Serait-ce encore que la localité où est située le lazaret est moins saine que la ville de Constantinople? Mais Kouléli, qui, avant d'être un lazaret, était une caserne, et qui est redevenu caserne depuis l'établissement d'un lazaret aux Dardanelles, n'a jamais eu plus de malades que les autres casernes de la capitale; et, tant que cet édifice a été lazaret, on n'y a jamais vu d'autres personnes *affectées de maladies que celles qui y étaient entrées malades,* ou que celles qui y sont tombées malades de la peste, pendant le séjour qu'y faisaient des équipages ou des passagers déposés par des navires infectés. C'est là du moins ce que prouvent les archives de ce lazaret qui, dans l'espace de vingt-huit mois seulement (depuis le 19 avril 1839 jusqu'au 18 août 1841), avait reçu 12,771 passagers.

Je dis que la peste ne se montra qu'au lazaret de Kouléli, je me trompe jusqu'à un certain point : il y eut, vers la même époque, un cas de peste au couvent de Terre-Sainte, situé dans le faubourg de Péra, de l'autre côté du Bosphore. Ce cas de peste eut lieu le 24 juillet, huit jours après le dernier cas déclaré au lazaret de Kouléli. Pour savoir si ce fait peut être considéré comme une preuve d'endémicité, il importe de connaître d'où venait l'individu ainsi atteint exceptionnellement ; car, depuis trois ans déjà, on n'avait pas entendu parler de cas suspect à Constantinople. L'homme atteint au couvent de Terre-Sainte était un moine nommé dans son ordre frère Gaétano. Ce moine, qui fut pris de la maladie le 24 juillet, était sorti de quarantaine, et par conséquent du lazaret de Kouléli, le 23, c'est-à-dire la veille du jour où il fut atteint. Mais il faut faire observer qu'il était venu de Syrie, où la peste devait régner lors de son départ, car on trouve dans la correspondance de M. Pestalozza, inspecteur du service sanitaire à Beyrouth, une dépêche du 10 mai 1841, contenant ce qui suit :

« Jusqu'au 18 du mois dernier les accidents « de peste étaient limités au lazaret et au cor- « don..... Ce ne fut que le 18 avril qu'eut lieu « le premier accident parmi les gens du pays et « dans le centre de la ville. Depuis ce temps les « cas de peste sont journaliers, et l'on a même « compté jusqu'à seize accidents par jour. *Des « treize individus chargés du transport des pestiférés « et de leur enterrement, sept sont morts, quatre « ont été attaqués*, mais paraissent déjà hors de « danger; deux résistent encore. »

Le moine Gaétano était-il venu seul au lazaret? Non, il avait eu pour compagnon de voyage le père Raymond, procureur général de Terre-Sainte, avec lequel il cohabitait pendant la quarantaine. Ce père était mort le 16 juillet, sans qu'on eût eu lieu de le soupçonner atteint de peste. Dès que l'autorité sanitaire fut informée de la maladie du moine Gaétano, elle le fit transporter de nuit au lazaret, où il guérit. Les autres moines qui, dans le couvent, avaient communiqué avec lui, se mirent en quarantaine relativement à la ville, et le mal ne se manifesta sur nulle autre personne, soit à Péra, soit à Constantinople. Voici la série des symptômes qu'on observa sur la personne du frère Gaétano [1] : « La face était pâle et offrait une certaine hébétude; la marche était chancelante, « la mémoire lente, les idées claires, mais ne se « formant qu'avec une certaine difficulté. Il avait « de l'inappétence, une soif assez vive et la langue blanche. A la région de la fosse iliaque « droite, on voyait une escarre gangréneuse de « l'étendue d'un bechlick (pièce de cinq piastres « turques, dont le diamètre est de 0^m003 plus « grand que le diamètre d'une pièce de cinq « francs). Cette escarre était circonscrite par « une auréole d'un beau rouge. »

Était-ce là la peste? Si l'on répond affirmati-

[1] Je copie le procès-verbal des médecins appelés à la visite. Ces médecins sont : MM. Pezzoni, docteur en médecine de l'université de Madrid; Maccarthy, docteur en médecine de l'université de Vienne et membre de la faculté de la même ville; Leval, docteur en médecine de la faculté de Paris, et Marchand, docteur en médecine de l'université de Vienne.

vement, alors la peste est venue au couvent de Terre-Sainte, du lazaret de Kouléli, et par conséquent, soit de Syrie, soit d'Égypte. Si l'on n'admet pas que ce soit là un cas de peste, alors, comme depuis 1838, époque de la création du service sanitaire à Constantinople, on n'a rien observé qui ressemblât plus à un cas de peste que la maladie du moine Gaétano, on ne pourra plus dire que la peste est endémique à Constantinople ou dans ses faubourgs, et cela laissera au fait de la communication de la peste au fils de l'aubergiste du lazaret, et au portefaix chargé du transport des hardes appartenant aux passagers du capitaine Yazidji-Oglou, toute la valeur de faits de communication de l'homme à l'homme et des hardes à l'homme.

En définitive, depuis 1838, il n'y a eu de suspect, dans les environs de Constantinople, après le cas du moine Gaétano, que deux autres cas, l'un à Bujuck-Liman, en février 1841, et l'autre à Thérapia, le 5 août de la même année. Ces deux cas ne furent pas considérés comme cas de peste par l'intendance sanitaire, qui cependant procéda, pour plus grande sûreté, comme s'il y eût eu là peste évidente. Voici le procès-verbal de la visite médicale faite, lors de l'accident arrivé à Thérapia, à une petite fille de sept ans. Je regrette de ne pas retrouver dans mes notes le procès-verbal relatif à l'événement de Bujuck-Liman, mais il n'avait pas plus de gravité que celui que l'on va lire :

« La maladie débuta par des douleurs dans « l'abdomen, qui se propageaient jusque vers la « région des reins. Ces douleurs, graduellement « plus vives, ne tardèrent pas à être accom- « pagnées de lypothimies de plus en plus fré- « quentes, et semblèrent persister jusqu'à la fin. « Une soif assez vive se faisait sentir dès le dé- « but, et le ventre ne tarda pas à présenter un « gonflement sensible. *Une petite tumeur* que la « malade avait un peu au-dessous de l'aine gauche, « et qui, au dire des parents, avait paru à la suite « d'une chute que l'enfant aurait faite du haut « d'un escalier, n'a point pris d'accroissement « ni changé de couleur pendant tout le cours de « la maladie. Dès le second jour apparurent sur « les bras et à la poitrine *quelques petites taches* « *rouges.* Du reste, on n'observa jamais ni diar-

« rhée, ni délire, ni assoupissement, et la tête « n'a jamais semblé affectée. »

Était-ce là un cas de peste, demanderai-je encore? Les médecins de Constantinople ne l'ont pas considéré comme tel. Si c'en était un, l'on pourrait, à la rigueur, dire que la peste a été endémique à Constantinople jusqu'à l'année 1841; mais comme il n'y a rien eu de suspect depuis cette même année, voilà une endémicité gravement compromise.

J'ajouterai que, si les accidents observés sur la jeune enfant dont je viens de parler, et qui se nommait Balassi-Costi, sont considérés comme des accidents constituant un cas de peste, on ne pourra se refuser à regarder également comme constituant un cas de peste les observations faites sur un nommé Paolo Gauci, lequel, au mois d'août 1844, tomba malade au lazaret de Malte. Or on ne dit pas que la peste soit endémique à Malte. Les gens de l'art constatèrent chez cet homme *un bubon à l'aine, deux charbons sur le dos, et des pétéchies au pied gauche*. Avant que ces signes se fussent manifestés, le malade avait passé par la série complète des phénomènes généraux, tels que céphalalgie, marche chancelante, délire, etc. Eh bien, ce Gauci, qu'implicitement on aurait ainsi reconnu attaqué de la peste, venait d'Alexandrie, où régnait cette maladie, et était arrivé à Malte après vingt-sept jours de traversée! Il se trouvait porteur d'un certificat de M. Estienne, médecin à Alexandrie, lequel certificat le disait atteint d'une affection du foie. Sauf cette prétendue affection du foie, sa santé n'était pas mauvaise (je dis prétendue, parce qu'à l'autopsie on trouva le foie dans un état complétement sain). Le navire ayant été mis en quarantaine, ce ne fut qu'au dix-septième ou dix-huitième jour de la séquestration que des accidents graves forcèrent Gauci à appeler le médecin sanitaire, le docteur Gravagna, auquel il avoua, après beaucoup de détours, qu'il était atteint d'une tumeur à l'aine. D'où il suit que la maladie ne se déclara chez l'homme dont il s'agit que quarante et un ou quarante-deux jours après le départ du lieu infecté. Mais il est à ma connaissance que les malles de Gauci ne furent pas complétement aérées; que, porté au lazaret, et près de succomber, il déclara que, dans un coffre qu'il possédait, se trouvait un double fond, où il avait des bijoux et 4,000 f. en argent d'Autriche. Ces objets furent mis sous scellé; après sa mort, on visita derechef le coffre, et l'on y trouva un second double fond contenant des papiers, parmi lesquels se trouvaient, m'a-t-on dit, des *teskérés* du gouvernement égyptien. Ainsi Gauci aura pu, dans le cours de la quarantaine, toucher à ces objets et y prendre la peste. Ceux qui nient la transmissibilité de la peste pourront sourire de pitié en me voyant ajouter foi à de pareils récits; mais alors par ces marques d'incrédulité ils reconnaîtront, sans s'en douter, que la peste a pu rester latente chez le nommé Gauci pendant quarante et un ou quarante-deux jours; et c'est, pour ma part, ce que je n'admettrai jamais, car je pense que l'incubation de la peste ne doit guère durer plus de onze jours.

C'est le propre des questions de ce genre de ne pouvoir être résolues par des faits isolés. La science, quand elle se fonde uniquement sur des renseignements indépendants les uns des autres, se fait et se défait chaque jour. Si donc les gouvernements avaient attendu, pour prendre un parti, que la science, mobile de sa nature, fût fixée d'une manière irrévocable, on ne saurait dire à combien d'années encore il aurait fallu ajourner la solution de la question des quarantaines. Heureusement la politique s'en est mêlée. Les gouvernements orientaux, considérant la peste comme transmissible, ont agi de la même manière qu'agissaient depuis longtemps les gouvernements de l'Europe occidentale, et au bout de huit années la question s'est trouvée résolue pour la plus grande partie des pays mahométans.

Comment ne dirais-je pas que de libres communications avec les deux Turquies ne sauraient présenter de danger, lorsque j'ai vu les deux Turquies complétement délivrées de la peste! Comment ne dirais-je pas en outre que pour les contrées que je viens de citer, ce sont les quarantaines qui ont résolu la question des quarantaines!

Que si quelques esprits par trop timorés, ou systématiquement opposés aux idées favorables à la transmissibilité de la peste, car j'ai à m'expliquer ici avec les uns et avec les autres, prétendent que huit années d'une préservation parfaite ne suffisent pas, soit pour faire considérer les deux Turquies comme parfaitement purifiées, soit pour démontrer la non-endémicité de la peste en Orient, je pourrais leur donner la preuve que ces huit années ont une signification plus importante qu'elles ne le paraissent au premier abord.

Comme on affirme que ce long intervalle exempt de peste n'est pas sans précédents, il devenait nécessaire de vérifier jusqu'à quel point ces assertions étaient fondées; mais cette vérification n'était pas sans difficulté. D'abord j'avais pensé que les archives de l'ambassade de France contiendraient tous les renseignements qui pouvaient m'être indispensables pour atteindre le but que je me proposais. Malheureusement cette ambassade fut pillée à l'époque où l'armée française envahit l'Égypte, et il n'y existe aucun papier d'une date antérieure à l'époque du rétablissement des bons rapports entre notre pays et l'empire ottoman, c'est-à-dire, d'une date antérieure à l'année 1803. S'adresser aux ambassades étrangères c'était s'exposer à un refus, et je n'ai pas pensé qu'il fallût se placer dans une telle situation, lorsqu'il y avait à l'intendance de Marseille des renseignements assez précis, assez circonstanciés sur l'objet qui m'occupait. Votre Excellence sait que chaque navire revenant du Levant a été, depuis une époque qui remonte au delà de 1720, mis dans l'obligation, de se munir, au lieu du départ, d'un certificat sanitaire qu'on appelle *patente de santé*. Cette patente était autrefois comme aujourd'hui *brute* quand la peste régnait au lieu de provenance; elle était *suspecte* ou *touchée* quand le lieu de provenance n'était affranchi de la peste que depuis moins de quatre-vingts jours, ou quand ce lieu restait en libre communication avec des localités infestées; enfin elle était *nette* quand la peste n'existait plus depuis plus de quatre-vingts jours. J'ai fait dresser à Marseille un tableau qui indique la nature de la patente d'un navire arrivé de Constantinople ou d'un autre port de Turquie, dans chacun des deux semestres, de chacune des années écoulées depuis 1721, inclusivement, jusqu'à ce jour, et j'ai placé ce tableau à la fin du présent rapport. Il y a lieu de regretter qu'en certaines années le port de Marseille n'ait reçu d'arrivages de Constantinople qu'en un seul semestre, ce qui laisse de l'incertitude sur l'état sanitaire de cette capitale pendant le semestre privé d'arrivages. Il est également fâcheux que des années de guerre aient empêché les navires français d'avoir des relations avec la Turquie, car tout cela a motivé quelques-unes des lacunes qu'on trouve dans le tableau dont il est question ; mais ces lacunes sont assez rares, et j'ai pu jusqu'à un certain point les remplir, tant au moyen de la notoriété publique, qu'au moyen des renseignements tirés des archives de l'ambassade, pour tout le temps écoulé depuis 1803.

La peste a régné à Constantinople et sur les côtes occidentales de l'empire tel qu'il est constitué aujourd'hui, dans chacune des années écoulées depuis le 1er janvier 1721 jusqu'à la fin de 1797, sauf sept exceptions, au plus, qui se rapporteraient aux années 1725, 1727, 1757, 1775, 1777, 1782 et 1793. Ainsi, sur soixante et dix-sept années, il n'y aurait eu qu'une année sur onze qui aurait été exempte du fléau, ce qui tendrait assurément à démontrer son endémicité ! Mais, à partir du commencement de 1798 jusqu'à notre époque, les choses se présentent sous un autre aspect ; car, sur un total de quarante-huit années, il y en a eu vingt et une pendant lesquelles la peste ne s'est pas manifestée, c'est-à-dire, près de la moitié [1].

Toutefois, ces vingt et une années exemptes de peste, à l'exception des années 1814 et 1821, séparées entre elles par des années où la peste a régné, commencent à se classer par groupes. Il en a été ainsi, en effet, des trois années 1798, 1799 et 1800, lesquelles n'ont pas vu de cas de peste. Il en a été ainsi également des années écoulées depuis le dernier semestre de 1805 jusqu'à la fin du premier semestre de 1812, ce qui fait sept années de bon état sanitaire ; puis viennent 1828 et 1829 qui

[1] Il y a deux années sur lesquelles je manque de renseignements, et que je suis obligé de laisser en dehors, ce sont les années 1794 et 1795.

ont aussi été exemptes de peste. Enfin, le même fait s'est reproduit depuis le dernier semestre de 1838 jusqu'à la fin de 1845 ; ce qui constitue un nouveau groupe de sept années et demie.

Quand on considère ces divers ensembles de faits, une première supposition, je dois en convenir, se présente à l'esprit, c'est que la peste va en s'affaiblissant, ou qu'une hygiène mieux entendue et plus généralement adoptée a produit de pareils résultats. Si l'endémicité de la peste tenait à ce qui existait en 1839, époque de mon premier voyage en Turquie, et que la non-endémicité tînt aux changements qui ont eu lieu depuis, la présence de la peste ou l'absence de cette maladie dépendrait de changements de si peu d'importance, que c'est à peine si l'on pourrait les distinguer. J'ai déjà eu l'honneur d'exprimer à Votre Excellence, dans mon rapport de 1839, l'opinion « que Constantinople n'était qu'un « foyer de peste secondaire, » et ce qui prouverait déjà que ce foyer ne pouvait se perpétuer qu'en se rallumant de temps à autre au foyer principal, que je crois être en Égypte, c'est que, depuis que les provenances d'Égypte ont été assujetties à des quarantaines dans les lazarets de la Turquie, lazarets où ces provenances ont porté plusieurs fois la peste, la maladie ne s'est pas communiquée, ou, ce qui pour moi revient au même, n'a pas reparu à Constantinople.

Pénétré de l'idée que la peste ne s'engendre pas à Constantinople, j'ai dû m'enquérir des causes qui, en dehors d'une meilleure hygiène, avaient pu empêcher ainsi la maladie de se manifester. Et d'abord, si les réformes du sultan Mahmoud, si un meilleur mode de casernement, si une nourriture plus saine donnée aux troupes avaient seuls amené ce résultat de près de huit années sans que la peste se soit montrée, comment expliquerait-on que sept années en eussent été également exemptes, depuis le dernier semestre de 1805 inclusivement jusqu'au premier semestre de 1812 inclusivement aussi? Comment, d'ailleurs, expliquer, dans ce cas, la persistance avec laquelle la peste a sévi, presque sans interruption, depuis le commencement de 1815 jusqu'à la fin de 1827, et depuis le commencement de 1830 jusqu'à la fin du premier semestre de 1838? Les gouvernements ne peuvent pas se laisser entraîner par des suppositions vagues, il faut que les faits soient bien vérifiés, bien constatés, pour qu'un gouvernement les accepte.

Pour un grand nombre de personnes, la peste est originaire d'Égypte seulement. Broussais était de ce nombre. Le docteur Pariset professe également cette opinion. Or, il serait curieux que tous ces longs intervalles de temps pendant lesquels la peste n'a pas régné, tant sur le littoral ouest de la Turquie d'Europe que sur le littoral de la Turquie d'Asie, fussent des séries d'années pendant lesquelles les ports des deux Turquies, ou n'ont pas communiqué avec l'Égypte, ou, s'ils ont communiqué avec ce pays, ne l'ont fait qu'à l'abri des quarantaines. On trouverait là, si je ne me trompe, une preuve assez concluante que l'Égypte donne la peste à Constantinople, et que dès lors la présence de la peste à Constantinople ne saurait être attribuée à des conditions purement climatologiques, ou, tout à la fois, climatologiques et hygiéniques.

Il ne me sera pas difficile de démontrer à Votre Excellence que la supposition que je viens de faire n'est pas sans fondement, et que l'opinion de Broussais et du docteur Pariset mérite toute considération.

Les relations de la Turquie avec l'Égypte sont de deux natures : 1° il y a chaque année des pèlerins nombreux qui vont à la Mecque accomplir des devoirs religieux, et qui passent par l'Égypte, soit en allant, soit en revenant. Les pèlerins de la Turquie d'Europe et de l'Arménie s'embarquent ordinairement à Constantinople et y débarquent au retour; ceux de l'Anatolie et d'une partie de la Caramanie partent de Smyrne et reviennent par cette ville. En temps ordinaire, il ne va et ne revient guère, par la voie de terre, que les pèlerins de la Syrie. 2° Il y a des relations commerciales, et les relations de ce genre, ordinairement très-restreintes, deviennent actives lorsque les provinces du nord de l'empire, ayant fait de mauvaises récoltes, ces provinces, et principalement la capitale, sont obligées d'aller chercher des céréales au loin. L'Égypte, dans ce cas, est le grenier de l'empire. Cela posé, examinons s'il y a concordance entre la non-apparition de la peste à Constantinople et la cessation des relations avec l'Égypte.

En 1798, 1799 et 1800, il n'y a pas de peste à Constantinople; c'est l'époque où nous occupons l'Égypte, époque pendant laquelle la Turquie n'a nulle communication avec ce pays. En 1801, on voit revenir la peste; or, c'est en 1800, le 20 février, qu'a eu lieu la fameuse bataille d'Héliopolis, où quatre-vingt mille soldats turcs, venus d'Égypte, furent contraints à se rembarquer. Dans le dernier semestre de 1805, la peste disparut de Constantinople pour ne reparaître qu'en juillet 1812. Voilà donc encore sept années exemptes de peste! Que s'est-il passé pendant ces sept années? En 1806, des difficultés s'élèvent entre la Turquie et l'Angleterre; elles prennent un caractère tel qu'en février 1807 le détroit des Dardanelles est forcé par une escadre anglaise qui vient mouiller jusque devant Constantinople. Le 17 mars de la même année, les Anglais s'emparent d'Alexandrie d'Égypte, et ils n'en sont chassés que le 22 août; la mer n'était donc plus libre pour les Turcs. La paix ne fut conclue et signée que le 5 janvier 1809. Le pèlerinage, devenu fort difficile par suite de pareilles collisions, l'était devenu plus encore à la suite de l'occupation des villes saintes par les Wahhabites : car ces sectaires, les protestants de l'islamisme, ne permettaient pas aux musulmans orthodoxes d'accomplir cet acte de dévotion, ce qui portait la désolation parmi ces derniers. Ce ne fut qu'en janvier et en mars 1813 que la Mecque et Médine furent reconquises par les armes de Méhémet-Aly, pacha d'Égypte, et que le pèlerinage put s'effectuer derechef, sans trop de difficultés. Mais peut-être objectera-t-on que, si les pèlerins donnaient la peste à Constantinople, il y a quelque raison d'être surpris que le pèlerinage n'ayant pas pu s'effectuer avant 1814, puisque l'occupation des villes saintes n'eut lieu qu'en 1813, Constantinople ait cependant eu la peste en 1812. La réponse n'est pas difficile à trouver. En 1811, les récoltes manquèrent dans toute l'Europe, y compris la Turquie; elles furent, au contraire, abondantes en Égypte. Constantinople se vit donc obligée de tirer des grains de l'Égypte; et les transports furent si considérables, qu'on y employa, malgré la guerre maritime que la France soutenait à cette époque, jusqu'à des navires naviguant sous pavillon français. J'ai trouvé dans les registres de l'ambassade, pour le temps compris entre le 5 août 1811 et le 9 septembre de la même année, la mention de sept expéditions de semblables navires : presque tous appartenaient à des ports des îles Ioniennes ou à des ports de l'Illyrie et de la Dalmatie, qui faisaient alors partie des possessions françaises[1]. Les importations de grains continuèrent en 1812, et c'est en 1812 (juillet) que la peste éclata. En 1828 et 1829, nous trouvons encore deux années sans peste, et ce sont les années qui

[1] Voici leurs noms : 5 août 1811, *il Placido,* capitaine Gambard, des Bouches-du-Cattaro; du 8 août, *l'Argonoto,* capitaine Cocoli, de Céphalonie; 13 août, *la Sacra Famiglia,* capitaine Jassich, de Raguse; 13 août, *San-Nicolao,* capitaine Cudzuveli, d'Ithaque; 21 août, *la Primavera,* capitaine Cranovich, de Trieste; le 22 août, *l'Anastasia,* capitaine Nicolentini, de Trieste; 9 septembre, *San-Micheli-Archangelo,* capitaine Busachi, d'Ithaque.

suivirent le combat de Navarin et l'expédition française en Morée, deux choses faites pour suspendre la navigation turque dans la Méditerranée. Enfin, arrive l'époque actuelle, où nous voyons près de huit années exemptes de peste, non-seulement pour Constantinople, mais pour Smyrne et pour tout le littoral de l'ouest de l'empire ottoman. Je puis dire qu'il y aurait là un véritable phénomène, si ce résultat ne coincidait pas avec l'établissement d'un régime sanitaire, car jamais chose semblable ne s'était vue. Du reste, si de meilleures conditions hygiéniques se remarquaient à Constantinople, assurément un changement pareil ne se remarque pas dans le reste de la Turquie.

Cet empire, ainsi délivré de la peste, offre bien certainement la preuve que la peste n'est point endémique dans tout l'Orient, comme l'ont avancé beaucoup de médecins, qui avaient le tort de conclure du particulier au général. Mais comment auraient-ils pu soutenir que la peste n'est pas contagieuse, s'ils n'avaient pas soutenu qu'elle est endémique partout où elle se montre fréquemment ?

Un écrivain s'est plus particulièrement occupé des pestes de Constantinople dans ces derniers temps, c'est le docteur Brayer. Voici ce que je trouve dans le second volume, page 77, de son ouvrage intitulé : *Neuf années à Constantinople*, etc. Il est bon de dire, avant d'aller plus loin, que, pendant neuf années de séjour à Constantinople, le docteur Brayer n'en avait vu que deux qui eussent été exemptes de peste.

« Le mois de juin commence, dit-il ; déjà l'on « voit dans les rues des bouquets de cerises de « primeur... viennent ensuite les fraises, les fruits « verts, les *vichni* (cerises aigriotes), les noi- « settes, les abricots de médiocre qualité, les « mûres blanches, d'un goût douceâtre, que « l'on trouve à très-bon compte et en très-grande « quantité. Vers la fin de ce mois, il y a quel- « quefois des accidents de peste bien avérés ; « mais ils sont en si petit nombre et si dissé- « minés, que l'on y croit à peine.

« Dans les premiers jours du mois de juillet, « les concombres paraissent, puis les pommes « d'amour, le verjus, les aubergines, enfin les « kassous ou melons d'eau. Comme les kassous

« se vendent à bas prix, que la chair en est ex« quise, et qu'elle se fond dans la bouche en « liquide rafraîchissant, la consommation en est « énorme. Malgré cela, beaucoup de familles, « par pauvreté, par habitude ou par économie, « se nourrissent encore de moules ramassées en « grande quantité auprès de l'arsenal, de pois« son quelquefois gâté, de la chair de mouton « alors mal nourri, chétif et souvent malade. « Beaucoup d'affections graves en sont le ré« sultat. »

Après avoir rapporté quelques proverbes qui indiquent l'opinion où l'on était à Constantinople que la peste y faisait ordinairement explosion du 1er au 20 juillet, M. Brayer ajoute : « On voit en effet, vers ce temps-là, cesser les « vents du nord, qui, pendant trois mois, ont « presque constamment soufflé ; c'est ordinaire« ment vers le milieu de la nuit que ce chan« gement arrive.... Le siroco (vent de la partie « du sud) manifeste son influence... Les con« vois de la Méditerranée s'avancent à pleines « voiles et pénètrent dans le vaste port de Cons« tantinople. Les navires turcs et grecs, et ceux

« des Francs chargés pour le compte du Gou-
« vernement, se rendent à la douane turque,
« près de Bach-Capouçou, et les navires adres-
« sés aux négociants francs, à la douane franque,
« située à Galata.

« Dans ces établissements peu de formalités,
« point de quarantaines[1]. Les navires se placent
« à côté les uns des autres, n'importe de quels
« pays ils soient venus.........

« Les nombreux portefaix turcs et arméniens,
« qui, à l'occasion, portent sur leurs crochets un
« pestiféré avec autant d'indifférence qu'ils por-
« teraient une malle; les pourvoyeurs, les blan-
« chisseuses accourent pour offrir leurs services
« aux équipages....; les boutiquiers, les regrat-
« tiers empressés d'acheter quelques parties de
« marchandises...; les contrebandiers francs, qui
« se chargent de débarquer les marchandises et
« de frauder ainsi les droits de la douane....; les
« parents, les amis, les connaissances accourus
« pour féliciter les nouveaux arrivés; les visiteurs,

[1] M. Brayer écrivait ceci en 1836, et Votre Excellence sait que le service sanitaire n'a été établi à Constantinople qu'après la peste de 1837.

« les commis, les agents, les censaux, les négo-
« ciants, les curieux, tous se touchent, se pressent
« dans le local étroit de la douane franque et les
« ruelles attenantes.

« Malgré tant de causes de contagion (M. Brayer
« ne croit pas à la transmissibilité de la peste),
« tout se passe souvent pour le mieux. La saison
« entière s'écoule, et l'on n'entend parler d'au-
« cun accident de peste, ou le peu qui existait
« auparavant n'est pas sensiblement augmenté
« par l'arrivée des convois. D'autres fois, au con-
« traire, le bruit se répand qu'un ou plusieurs
« accidents viennent de se déclarer. Où? A la
« douane, sans doute, ou dans quelques-uns des
« navires récemment arrivés. *Quelquefois, mais pas*
« *toujours,* c'est ordinairement dans un des villages
« situés sur les rives du Bosphore, et principale-
« ment sur la rive européenne, *plus exposée* au
« siroco que la rive asiatique; c'est à Bechik-
« Tach, à Orta-Keuï, à Kourou-Tchesmé, à Ar-
« naout-Keuï, etc., au bagne ou dans une caserne
« de l'armée; tantôt dans un de ces petits khans,
« sales, mal situés, mal aérés qui servent de lo-
« gements aux voyageurs; tantôt dans les quartiers

« situés le long du port et dans les rues sales, « tortueuses, étroites qui les avoisinent.

« Quelquefois, après certains accidents spo- « radiques, on n'entend plus parler de la peste « pendant une semaine ou deux ; mais survient « une averse, un refroidissement subit de la tem- « pérature, le siroco vient à dominer. Un village, « même très-éloigné de celui où la peste s'était « d'abord déclarée, en est atteint, plusieurs acci- « dents ont lieu presque au même instant. L'at- « taque est prompte, la maladie rapide, la mort « certaine. Une partie de la population encore « intacte quitte le village et se sauve sur les col- « lines voisines, où elle s'établit sous des huttes « faites de mauvaises planches. Des malades, « le plus grand nombre succombe; des fuyards, « exposés au grand air, très-peu. Enfin la tra- « montane (le vent du nord) repend son em- « pire, la maladie diminue peu à peu, et finit « par s'éteindre. »

Cette citation est longue, Monsieur le Ministre, mais elle était nécessaire; c'est avec de pareilles exagérations qu'on a fini par faire croire aux populations des pays qui bordent la

Méditerranée, que la Turquie, et Constantinople en particulier, sont des foyers originaires de peste, et par conséquent des pays qu'il faut tenir en continuelle suspicion. M. Brayer parle de la grande consommation qui se fait à Constantinople de cerises, de fraises, de fruits verts, d'abricots, etc., comme d'une des causes qui pouvaient, de son temps, contribuer à faire naître la peste. Selon lui, l'usage immodéré des *concombres*, des *pommes d'amour*, des *aubergines*, des *melons d'eau*, des *moules ramassées auprès de l'arsenal*, du *poisson gâté*, de la chair de *moutons mal nourris*, donnent lieu à des affections graves. Mais il ne dit pas si la peste était aggravée par la grande consommation de ces substances. Selon lui encore, le siroco, quand il venait à souffler, faisait naître des cas de peste. Quant à l'importation de la peste, je l'ai déjà dit, M. Brayer n'y croit pas. Il a bien remarqué que quelquefois la peste se montrait à bord même des navires amarrés pêle-mêle au quai de la douane; mais, passant légèrement sur ces faits, il se borne à énoncer que c'est ordinairement dans les villages situés sur la rive européenne du Bosphore qu'on la voit apparaître, et cela, ajoute-t-il, parce que ces villages sont plus exposés à l'action du siroco que les villages de la rive asiatique. D'un autre côté, dit-il encore, si elle se déclare dans le faubourg de Galata, c'est tantôt dans un de ces petits khans qui servent de logements aux voyageurs, tantôt dans les quartiers situés le long du port et dans les rues sales et tortueuses qui les avoisinent.

Ceux qui partagent de telles opinions pourraient-ils nous dire si, depuis 1838, on ne mange plus de fruits à Constantinople, si l'on n'y mange plus de ces moules ramassées près de l'arsenal, si l'on y mange de meilleur mouton qu'autrefois. Je voudrais bien qu'ils nous dissent encore si le *siroco* a cessé de souffler sur le Bosphore et sur la mer de Marmara, dans la saison qui lui est ordinaire. Je voudrais bien qu'ils nous dissent enfin si les petits khans où logent certains voyageurs à Constantinople sont plus aérés, plus propres qu'autrefois; si les quartiers situés le long du port ont été élargis, et si les rues qui les avoisinent ont été redressées, afin que l'air y circulât plus librement. Car, si rien n'a changé dans les habitudes de la population et dans les conditions de voirie, alors à quoi attribuer la cessation de la peste? Mais, d'ailleurs, tout ce que signale M. Brayer existait-il donc moins de 1806 à 1812 que pendant le temps de son séjour à Constantinople?

D'un autre côté, ainsi qu'on l'a vu plus haut, M. Brayer fait valoir comme preuve de l'endémicité de la peste cette observation que la maladie éclatait presque toujours dans les villages de la rive européenne du Bosphore, et il attribue cela à l'influence du siroco qui frappe cette côte et ne frappe pas la côte d'Asie. Mais M. Brayer, qui cite l'empressement avec lequel les négociants francs, grecs et arméniens, les parents, les amis et autres, se portaient à bord des navires, lorsque, poussés par les vents du midi, ils arrivaient de la Méditerranée, oublie ce qu'il a dit quelques pages plus haut. Or, on trouve le passage suivant, à la page 69 du même volume. « Vers la fin du mois de mai, chacun se hâte de « jouir de la belle saison; les ministres étrangers « en donnent l'exemple; les négociants francs,

« grecs et arméniens en font autant. Ceux qui « n'ont pas de maisons en louent une pour tout « l'été dans ces nombreux villages situés sur les « rives du Bosphore. Les rues de Péra et de « Galata sont pendant quelques jours obstruées « d'arabas chargés de meubles, de femmes, d'en- « fants, qui partent pour la campagne. » Tout cela n'explique-t-il pas comment ces négociants grecs et arméniens, leurs commis, logeant dans les villages du Bosphore, depuis Bechick-Tach jusqu'à Arnaout-Keuï, selon M. Brayer, portaient la peste dans ces villages, où ils allaient coucher le soir après avoir fait leurs affaires dans le jour à Constantinople, c'est-à-dire, après être allés visiter à bord les capitaines et les passagers des navires arrivant par le vent de siroco? Que s'il restait quelques doutes sur ce fait, qui explique les causes de la préférence que semblait donner la peste aux villages de la côte d'Europe, je dirais que, généralement, les Francs ne vont pas loger sur la côte d'Asie, où, du reste, il ne se trouve pas un seul palais d'été d'ambassadeur.

On objectera peut-être que rien ne garantit

qu'il n'y ait plus de cas de peste à Constantinople, à Smyrne, et dans les autres villes des deux Turquies d'Europe et d'Asie? Pour ce qui est de Constantinople, c'est un fait de notoriété publique, tout comme pour Smyrne; mais pour une ville aussi peuplée, on ne s'en est pas tenu à la notoriété. Dès que les quarantaines furent organisées en Turquie, on attacha à l'administration sanitaire un corps d'*experts* chargés d'examiner les cadavres de tous les décédés de la ville. Les préjugés du pays s'opposant à ce que la visite des cadavres de femmes fût faite par des hommes, un corps de femmes *experts* fut institué. L'état depuis longtemps satisfaisant de la santé publique, l'assurance, acquise par une assez longue expérience déjà, qu'il n'y avait plus de cas de peste, même sporadique, portèrent le conseil de santé, en février 1844, à ne plus exiger que les cadavres fussent visités. A partir de cette époque, les choses se sont passées de la manière suivante : on déclare tous les décès de la ville, lesquels sont enregistrés dans un livre *ad hoc*. La déclaration est faite par les chefs de quartiers (*mouck-*

tars), au moyen d'un billet qu'ils signent et qu'ils font tenir à l'administration sanitaire. L'inhumation par l'imâm ou par le curé raja, selon la religion du décédé, n'a lieu que tout autant qu'il leur est présenté un certificat attestant que la déclaration du décès a été faite par le moucktar. En cas de mort rapide ou de quelques symptômes suspects, le moucktar est tenu d'en faire mention sur sa déclaration. Alors l'administration sanitaire envoie un expert, qui visite le cadavre. Dès le mois de janvier 1841, le conseil de santé avait obtenu de la Porte qu'elle prît des mesures nécessaires pour que tous les médecins des hôpitaux eussent à informer l'intendance sanitaire de chacun des cas suspects qui se présenteraient à leur observation.

Ce que je ne pouvais demander à Constantinople, Monsieur le Ministre, je l'ai demandé et obtenu à Smyrne: je veux parler d'un certificat des gens de l'art, constatant que la peste n'y existe plus. Le nombre des hommes qui se livrent à l'art de guérir est trop considérable à Constantinople, pour qu'un pareil certificat pût être obtenu dans l'espace de temps que j'y ai séjourné; mais chacun des médecins avec lesquels je me suis trouvé en rapport, et ils sont nombreux, m'a donné l'assurance la plus formelle qu'il n'avait ni vu un cas de peste, ni entendu dire qu'il y en eût eu depuis 1838, sauf ce qui se rapporte au moine Gaétano et aux deux autres cas douteux que j'ai rapportés. A Smyrne, vingt-sept médecins, parmi lesquels figurent tous les médecins d'hôpitaux, m'ont remis la déclaration suivante, que je joins en original au présent rapport :

« Nous soussignés, médecins exerçant à « Smyrne, déclarons sur l'honneur et devant « Dieu que, depuis l'année 1838, époque de « la création d'un office sanitaire à Smyrne, « nous n'avons visité aucun malade de peste, « ni entendu dire que personne autre en eût « visité. Nous déclarons, en outre, que le bruit de « peste ne s'est fait entendre depuis l'année 1838 « que trois fois, et cela chez des individus prove- « nant d'Alexandrie et de la Syrie par des bateaux « à vapeur arrivés ici et mis en quarantaine.

« En foi de quoi, etc. »

(*Suivent les signatures.*)

Si, comme je l'ai énoncé et comme tout le prouve, les épidémies de peste qui ont régné en Turquie étaient indépendantes des conditions locales, ces épidémies provenaient donc de la faculté de transmissibilité que possède la peste. Si elles dépendaient de cette faculté, tant que la Turquie se défendra de l'importation de la maladie, comme elle s'en est défendue depuis huit ans, les autres états de l'Europe pourront donc cesser de la considérer comme suspecte.

Arrivé à ce point de mon travail, je crois devoir entrer dans le détail de l'organisation du service de santé dans les deux Turquies.

Ainsi que je l'ai dit, l'institution de ce service remonte aux premiers jours de l'année 1838. D'abord indéterminée dans sa forme, l'administration sanitaire a pris peu à peu un aspect mieux accusé. Un conseil, désigné sous le nom de conseil supérieur de santé, la dirige, et elle est toujours placée sous la juridiction d'un des membres du conseil des ministres.

Sept délégués des principales missions accréditées près de la Porte-Ottomane (Angleterre, Autriche, France, Grèce, Prusse, Russie et Sardaigne), et sept employés du Gouvernement, parmi lesquels il y a quatre médecins appartenant aux universités de l'Europe, forment le conseil de santé, qui est investi du droit d'examiner et de discuter toutes les questions se rattachant à la santé publique. Ce conseil prend ses décisions à la majorité des suffrages, en admettant le vote secret dans les questions délicates.

Imposer et supprimer la quarantaine partout où il le juge convenable, faire les règlements qu'il croit nécessaires pour combattre la peste et en empêcher l'introduction, veiller au maintien de ces règlements, proposer au Gouvernement les améliorations utiles, ce sont là les devoirs et les droits concédés au conseil de santé par le gouvernement ottoman.

Le conseil de santé, corps délibérant et régulateur, ne saurait s'occuper lui-même de l'exécution de ses décisions. Il se compose d'éléments qui tous ne pourraient pas prendre part à une action administrative proprement dite, puisque alors des étrangers, commissionnés par leurs ambassadeurs, prendraient part à l'action du pouvoir exécutif, ce qui serait subversif de la souveraineté du sultan. On a donc institué un autre corps qui, sous le nom d'intendance générale de la santé publique, fait exécuter les règlements et les décisions du conseil, surveille la conduite et les actes de tous les employés sanitaires, tient le conseil au courant de ce qui se passe dans la sphère de sa compétence, lui propose les améliorations à faire, et s'occupe, en un mot, de tout le menu détail du service. Les employés qui composent l'intendance, au nombre de quatre, siégent au conseil de santé, avec les mêmes droits que les divers membres qui le composent.

L'autorité sanitaire agit dans toute l'étendue de l'empire ottoman par des administrations locales désignées sous le nom d'offices de santé, et distribuées ainsi qu'il suit :

EN EUROPE.

Pas d'office dans l'intérieur. (L'Europe étant purifiée, on a supprimé ceux qui avaient été établis pour sa purification, tant à Philippopolis qu'à Silimnia, à Tornova, à Andrinople, à Silistrie, à Routchouk, à Choumla, à Séros, à Larissa, à Janina, à Monastir et à Sophia.) Trois offices existent sur la côte de l'Épir dans les villes de Durazzo, Vallona et Prevesa; cinq sur les côtes baignées par la mer de l'Archipel, dans les villes de Volo, Salonique (où se trouve un lazaret), Cavala, Gumurdjina et Enos.

Un à l'entrée de la mer de Marmara, à Gallipoli.

Un à l'entrée du Bosphore, un à Constantinople.

Trois sur le littoral de la mer Noire, à Akiolou, Varna (où se trouve un lazaret), et Toultcha, bouches du Danube (où il existe également un lazaret).

EN ASIE, SUR LE LITTORAL.

Quatre offices sur la côte baignée par la Méditerranée, à Mersin, près de Tarsous (où se trouve un lazaret), à Alaya et à Adalia.

Cinq sur le littoral de l'archipel, à Boudrum,

à Echelle-Neuve, à Smyrne (qui a un lazaret), à Aivali et aux Dardanelles ville (pourvue également d'un établissement sanitaire où les navires qui vont à Constantinople purgent leur quarantaine).

Quatre sur la mer Noire, à Héraclée, à Sinope, à Samsoun et à Trébisonde.

DANS L'INTÉRIEUR.

Quatre offices dans le centre, à Angora, Kutaya, Sivas et Adana.

Deux près de la frontière du pachalick d'Erzeroum, à Cherki-Karaïssar et Malatia.

Cinq sur la frontière syrio-arménienne, à Aïntab, Orfa, Diarbékir, Erzinghiam et Baïbout.

PACHALIK D'ERZEROUM.

Cinq dans les villes d'Erzeroum, Oltu, Kars, Van et Bayazid. Erzinghiam et Baïbout, dont il est parlé plus haut, se trouvent dans ce pachalick.

ÎLES.

Dans les îles, il y a sept offices établis : en Crète, en Chypre, à Rhodes (ces trois îles possèdent des lazarets), à Chio, à Mételin, à Stanchio et à Lemnos.

L'île de Samos a un lazaret et une administration sanitaire; mais, indépendante du conseil de santé, cette administration est dirigée par les déléguées du prince de Samos.

Le nombre des offices est, par conséquent, de quarante-six. Chaque office est composé d'un directeur musulman et d'un médecin européen, qui en sont les chefs, et qui sont assistés, suivant les exigences de la localité ou du moment, par un nombre plus ou moins considérable de subalternes.

L'existence d'un directeur musulman dans les offices a été reconnue indispensable pour la marche regulière des choses. C'est lui qui lie l'administration sanitaire aux autorités locales, et qui par sa nationalité impose aux masses et les rend moins réfractaires à une institution encore nouvelle pour elles, et envers laquelle elles ne sont pas toujours favorablement disposées.

Chaque office tient en outre sous sa juridiction directe un autre genre d'employés qui prennent le nom de préposés sanitaires. Les préposés, dont le nombre varie suivant l'étendue et la situation de chaque office, ont été institués pour en étendre la surveillance.

Les directeurs et les médecins dépendent directement du conseil de santé, et sont en correspondance régulière avec l'intendance. Les seuls directeurs et médecins du pachalick d'Erzeroum font exception. Dans cette province éloignée du centre, et dont l'état sanitaire méritait toute l'attention du conseil de santé, il convenait d'apporter une modification aux règlements généraux et de constituer une sorte de centralisation pour rendre l'action administrative plus rapide et plus sûre.

On a donc établi dans la ville d'Erzeroum, résidence du gouverneur général de la province, un directeur en chef et un médecin, qui prend le nom d'inspecteur. Tous les deux sont chargés des intérêts sanitaires, non-seulement de la ville où ils résident, mais de la province entière. En correspondance avec les employés de chaque office situé dans la province, l'inspecteur est en outre chargé de parcourir, selon les circonstances, les localités placées sous sa juridiction, et va, par sa présence, animer le zèle ou aplanir les difficultés qui peuvent survenir.

Du reste, comme les simples médecins, il relève du conseil de santé, correspond avec l'intendance, et contrôle, par ses observations, les actes et les assertions des médecins placés sous ses ordres, mais qui ont toujours la faculté de s'adresser à l'autorité centrale, tant pour leurs intérêts personnels que pour ceux de l'administration. Le directeur en chef de la province a les mêmes attributions que l'inspecteur relativement au simples directeurs.

Telle est, en peu de mots, l'organisation de l'administration sanitaire de la Turquie. Cette organisation entraîne une dépense annuelle de 3,500,000 piastres, soit près de 880,000 francs. Quant aux produits des droits perçus, ils ne s'élèvent guère au-delà de 1,000,000 de piastres, soit 250,000 francs, ce qui constitue une dépense réelle de 2,500,000 piastres, soit de 430,000 francs par an.

Ces résultats, mis en lumière, permettraientils encore d'avancer, comme l'a fait un journal de Marseille, que le gouvernement ottoman n'a établi un régime sanitaire préventif que pour opérer des recettes, et que, pourvu qu'il obtienne ce résultat, il s'inquiète peu du reste? La Turquie peut, avec quelque orgueil, montrer, réalisé aujourd'hui, le résultat qu'elle avait en vue, en établissant un service sanitaire sur ses côtes. Que si le conseil de santé a eu quelquefois à surmonter des obstacles réels, je dois le reconnaître en le regrettant, le seul fait qu'il les a surmontés prouve néanmoins tout à la fois et sa persévérance et sa force. C'est sous le dernier ministère turc que, trop souvent peut-être, des difficultés lui ont été suscitées; il les a vaincues en partie. Il lui reste à obtenir, entre autres, les fonds nécessaires pour reconstruire le lazaret de Smyrne, qui ne mérite pas le titre d'établissement sanitaire, et qui cependant a trois fois renfermé et étouffé la peste dans ses simulacres de murailles.

Mais le service de la santé vient d'être placé dans les mains d'un ministre qui, ayant eu la gloire de le créer sous le premier ministère de Reschid-Pacha, aura aussi la gloire de lui donner les derniers développements dont il est susceptible, je veux parler de S. A. Ahmet-Fethy-Pacha, beau-frère de S. H. le sultan Abdul-Medgid. J'ai eu l'honneur d'entretenir plusieurs fois ce ministre, l'un des hommes qui se sont placés à la tête du mouvement civilisateur de l'empire ottoman, et j'ai trouvé en lui les convictions les plus favorables au régime sanitaire.

Pour donner à Votre Excellence une idée de l'importance qu'Ahmet-Fethy-Pacha attache au service des quarantaines, je ne crois pouvoir mieux faire que de transcrire ici la lettre qu'il a adressée au conseil supérieur de santé de l'empire, lorsque dernièrement, à l'époque où j'étais à Constantinople, il a pris la haute direction du service que le sultan venait de confier à ses soins. Cette lettre, écrite en français, prouvera, je le pense, que le gouvernement ottoman reconnaît les innombrables et réels services rendus par ce conseil, et qu'il est entré sérieusement dans la voie des quarantaines; elle sera, en outre, un sûr garant de l'esprit de suite avec lequel le pacha continuera l'œuvre à laquelle lui et Reschid-Pacha ont attaché leurs noms.

COPIE DE LA LETTRE adressée par Ahmet-Fethy-Pacha au conseil de santé de Constantinople, le 2 septembre 1845.

« A Messieurs les Membres du conseil supérieur de santé.

« MESSIEURS,

« J'ai lu avec le plus profond intérêt le rap-« port que vous avez bien voulu m'adresser, sous « la date du 18 août dernier, sur l'état sanitaire « de l'empire et sur les heureux résultats que « l'institution des quarantaines est parvenue à « obtenir.

« Je dois le dire, Messieurs, c'est à votre zèle « incessant, c'est à l'emploi de mesures aussi « utiles que sages, arrêtées au sein du conseil « supérieur de santé que ces succès sont dus.

« En vous remerciant bien sincèrement pour « la part d'éloges qu'il vous a plu de me décer-« ner, je dois reconnaître que c'est encore à « l'aide de votre éclairé et puissant concours

« que l'on a vu l'institution sanitaire, placée, « il y a quelques années, dans mes attributions, « marcher graduellement dans la voie du pro- « grès.

« Je ne mets nullement en doute que si « l'administration sanitaire des états de Sa « Hautesse persévère dans les mêmes moyens « d'action, l'Europe entière, bien convaincue « de la vérité à l'endroit du système sanitaire « dans le Levant, ne réduise de beaucoup la « quarantaine dont sont encore frappées les « provenances de l'empire ottoman.

« C'est aux fins d'arriver à ce nouveau suc- « cès, et surtout de préserver les états de Sa « Majesté le Sultan d'un des plus désastreux « fléaux, que j'emploierai tous les moyens qui « sont en mon pouvoir.

« J'ose espérer que, Dieu aidant, et secondé « par votre puissant concours, je verrai cette « branche d'administration, que Sa Hautesse le « Sultan, mon auguste souverain, a daigné de « nouveau me confier, acquérir un nouveau « degré d'importance, et le but auquel nous vi- « sons tous sera bientôt atteint.

« Je profite de cette circonstance, Messieurs, « pour vous prier d'agréer les assurances de ma « haute estime et de ma considération très- « distinguée.

« *Signé* AHMET-FETHY. »

Ma tâche est terminée, Monsieur le Ministre; il ne me reste plus qu'à conclure, et ma conclusion ne saurait être douteuse.

J'ai l'honneur de proposer à Votre Excellence de décider, en principe, la suppression pure et simple des mesures de quarantaine appliquées, jusqu'à ce jour, aux provenances de toutes les côtes et îles, tant de la mer Noire que de l'ouest de l'empire ottoman (les côtes de la Syrie et les côtes de l'Egypte étant seules exceptées), à la condition bien expresse que rien ne sera changé à l'organisation du conseil supérieur de santé de Constantinople, et à la répartition et à l'organisation des agences ou offices de santé sur le littoral de la Méditerranée. Je proposerais, toutefois, d'ajourner cette suppression radicale jusqu'au moment où le lazaret de Smyrne sera mis dans l'état où il doit être pour défendre complétement la province qu'il est chargé de protéger. Je sais qu'on a remédié efficacement à son état de délabrement par un nombre suffisant de surveillants armés; mais des murailles sont, à mes yeux, préférables à tous les autres moyens. Il convient, de plus, que cet établissement, qui a reçu 2,703 passagers en un an[1], offre à ceux qu'on y renferme des logements autres que les réduits obscurs ou délabrés où on les parque maintenant. Quelques mois et une somme de 50 à 60,000 francs bien employés suffiront pour cette appropriation. En attendant la suppression en fait, je proposerais de réduire à cinq jours d'observation seulement, tant pour les navires que pour les passagers, la quarantaine de rigueur, qui, relativement aux provenances des deux Turquies, est aujourd'hui

[1] La ligne autrichienne de Syrie en a porté.... 1,433
La ligne ottomane qui fait les mêmes voyages.... 598
La ligne égyptienne d'Alexandrie.............. 509
Et celle des bâtiments à voiles................ 163

TOTAL des passagers..... 2,703

de neuf jours pour les passagers, et de douze pour les navires et pour les marchandises.

Si Votre Excellence veut connaître les résultats prochains des propositions contenues dans le présent rapport, je lui dirai, 1°, que, sur 72 arrivages annuels de paquebots du Levant, il y en aurait *36 qui ne feraient plus de quarantaine;* 2°, que, sur 798 navires marchands qui ont fait quarantaine à Marseille en 1844 pour être venus du Levant, il *s'en serait trouvé 578 qui auraient été admis en libre pratique immédiate*, ce qui aurait réduit le nombre des navires mis en quarantaine à 120 seulement. Mais, sur ces 120 navires, il en venait plus de 30 de la Syrie; or la suppression des quarantaines appliquées aux provenances de la Syrie est un progrès qui, j'en ai la conviction, pourra dans peu de temps être réalisé sans crainte, car la peste n'est pas plus endémique en Syrie que dans les deux Turquies proprement dites. La Porte, qui tient la Syrie en observation, et dès lors en quarantaine, va s'occuper avec une grande activité de la purification complète de cette province. Cette purification réalisée, toutes les provenances du Levant, à l'exception de celles de l'Égypte, seraient donc admises à libre pratique immédiate à leur arrivée dans nos ports.

La peste étant endémique en Égypte, tout le prouve du moins, c'est là qu'il faut recourir aux règles de l'hygiène, c'est là qu'il faut moins veiller à ce qui vient du dehors qu'à ce qui existe au-dedans. La ferme volonté de Méhémet-Aly fera disparaître ce fléau; mais, pour cela, il est indispensable que ceux qui le secondent emploient tous les moyens, sans exception, et, parmi ces moyens, l'isolement des malades peut, même en Égypte, avoir une grande valeur. Repousser ce moyen, ou le négliger, par la seule raison qu'il est contraire aux principes sur lesquels on établit le système de la non-contagion, ce serait s'exposer, l'homme après tout n'étant pas infaillible, à sacrifier un grand intérêt de l'humanité à une simple théorie. Votre Excellence doit comprendre que je n'entends point préjuger ici la question des quarantaines appliquées aux provenances d'Égypte. Loin de là, si ce pays continue à rester sain comme il paraît l'être depuis un an, je pense qu'il y aura lieu, ou plus tôt ou plus tard, à examiner si l'on ne pourrait pas placer les provenances d'Égypte sous le régime de la patente nette du Levant, laquelle n'entraîne plus pour les passagers qu'une quarantaine de neuf jours, qui se réduisent à sept jours effectifs.

Je suis avec respect, Monsieur le Ministre, de Votre Excellence,

Le très-humble et très-obéissant serviteur,

L'Inspecteur des établissements sanitaires, etc.,

DE SÉGUR.

ÉTAT

Indiquant la nature des patentes de santé délivrées à Constantinople et dans les autres ports des deux Turquies d'Europe et d'Asie, aux navires partis des susdits ports et arrivés à Marseille, depuis l'an 1721 jusqu'à l'année 1845 inclusivement.

ÉTAT indiquant la nature des patentes de santé délivr[...] d'Europe et d'Asie, aux navires partis des susdits por[...] inclusivement.

ANNÉES.	NOMS DES NAVIRES.	NOMS DES CAPITAINES.	DAT[...] DU DÉP[...]
1721.	MARIE-GALÈRE	Daniel	6 juillet
	HEUREUX-TROIS-ROIS	Barberoux	15 août.
1722.	SAINTE-MARTHE	Viollet	12 mars
	SAINT-ANTOINE	Chataud	27 septe[...]
1723.	VIERGE-DE-GRÂCE	Peirier	17 avril.
	NOTRE-DAME-DE-BONRENCONTRE	Henry	29 septe[...]
1724.	SAINT-PIERRE	Le Roy	2 mai..
	SAINT-JEAN-BAPTISTE	Féraud	18 octob[...]
1725.	SAINT-PIERRE	Le Roy	5 juillet
	ROI DAVID	Tric	19 septe[...]
1726.	COMTE PHILIPPE	Gasquy	7 février
	SAINT-PIERRE	Le Roy	19 juillet
1727.	SAINT-ANTOINE	Henry	31 mai.
	SAINT-PIERRE	Callamand	30 noven[...]
1728.	FORTUNE	Bauchier	10 juillet
	VIERGE-DE-CADEROS	Bérenger	1er septe[...]
1729.	SAINT-BERNARD	Béraud	10 mai..
	FORTUNE	Lioney	3 octobre
1730.	SAINT-JACQUES	Grasson	9 octobre
1731.	ÉTOILE-DU-MATIN	Romitty	17 févrie[...]
	HEUREUX-St-JEAN-L'ÉVANGÉL..	Cresp	18 septe[...]

ıstantinople et dans les autres ports des deux Turquies
ivés à Marseille, depuis l'an 1721 jusqu'à l'année 1845

NATURE :S PATENTES et eu du départ.	ÉNONCÉS TEXTUELS DES PATENTES.	OBSERVATIONS.
te de Constanti-ıople........	//	On n'a pas pu donner l'énoncé des patentes dont étaient porteurs les navires arrivés de Constantinople depuis 1720 jusqu'à 1788, attendu que la collection de ces documents, déposée aux archives de l'intendance sanitaire, ne date que de cette dernière époque. Il existe même des lacunes dans les premières années de la collection. A défaut de l'énoncé des patentes qui n'ont pas pu être trouvées dans les archives, on a désigné dans le présent tableau la nature de ces mêmes patentes telle qu'elle est constatée par les registres des dépositions et des mouvements de quarantaine.
ıte *idem*.......	//	
te *idem*.......	//	
ıte *idem*.......	//	
te *idem*.......	//	
ıte *idem*.......	//	
ıte *idem*.......	//	
ıte *idem*.......	//	
tte *idem*.......	//	
tte *idem*.......	//	
tte *idem*.......	//	
ute *idem*.......	//	
tte *idem*.......	//	
tte *idem*.......	//	
ute *idem*.......	//	
ute *idem*.......	//	
ute *idem*.......	//	
ute *idem*.......	//	
ute *idem*.......	//	
ute *idem*.......	//	
ette *idem*.......	//	

ANNÉES.	NOMS DES NAVIRES.	NOMS DES CAPITAINES.	DATE DU DÉPAI
1732.	FORTUNE	Natte	24 mai
	SAINT-JEAN-BAPTISTE	Vense	26 juillet
1733.	ROI-GASPARD	Barbaroux	8 juillet
	THÉRÈSE	Gilly	29 juillet
1734.	SAINT-ANTOINE	Henry	28 juin
	HEUREUX-St-JEAN-L'ÉVANGÉL.	Cresp	16 août
1735.	SAINT-ESPRIT	Chevalier	25 mars
	SAINTE-BARBE	Minuti	5 novembr
1736.	AIMABLE-JEAN-BAPTISTE	Rolland	28 janvier
	HERCULE	Gazagnery	27 août
1737.	SAINT-SIMON	Jarlier	15 juillet
	SAINT-JEAN-BAPTISTE	Durbec	12 octobre
1738.	SAINT-POLYCARPE	Gouffre	11 septem
1739.	PROVIDENCE	Arnaud	28 février
1740.	LÉGÈRE	Masse	28 janvier
	GRAND-SAINT-ANTOINE	Patot	2 septemb
1741.	PROVIDENCE	Arnaud	23 mars
	SAINTE-SOPHIE	Bompard	24 octobre
1742.	LÉGÈRE	Masse	1er mars
	SAINT-JEAN	Guérin	5 août
1743.	GALÈRE-THÉRÈSE	Brilland	18 juin
	UNION	Cresp	28 novemb
1744.	VIERGE-DE-MISÉRICORDE	Megy	14 mai
1745.	PRINCESSE-ULRICA	Plath	24 décemb
1746.	SAINT-JOSEPH	Jaubert	22 janvier
	SAINTE-ANNE	Martin	7 octobre

NATURE ,s PATENTES et eu du départ.	ÉNONCÉS TEXTUELS DES PATENTES.	OBSERVATIONS.
ıte de Constanti-nople.........	//	
ıte *idem*.......	//	
ute *idem*.......	//	
ute *idem*.......	//	
upçonnée *idem*..	//	
ute *idem*.......	//	
ute *idem*.......	//	
ute *idem*.......	//	
tte *idem*.......	//	
ute *idem*.......	//	
ute *idem*.......	//	
ute *idem*.......	//	
ute *idem*.......	//	
ute *idem*.......	//	
ette *idem*.......	//	
rute *idem*.......	//	
ette *idem*.......	//	
rute *idem*.......	//	
ette *idem*.......	//	
rute *idem*.......	//	
rute *idem*.......	//	
rute *idem*.......	//	
rute *idem*.......	//	
oupçonnée *idem*..	//	
lette *idem*.......	//	
brute *idem*.......	//	

ANNÉES.	NOMS DES NAVIRES.	NOMS DES CAPITAINES.	DATE DU DÉPAI
1747.	SAINT-PIERRE	Masse	9 février
1748.	SAINT-JOSEPH	Imparato	21 janvier
	SAINTE-BARBE	Hivert	15 septem
1749.	SAINTE-FAMILLE	Lunel	10 juin
	SAINT-PIERRE	Masse	18 novemb
1750.	VIERGE-DE-GRÂCE	Sabattier	20 février
	AIMABLE-MARIANNE	Vense	12 septem
1751.	SAINT-JEAN-BAPTISTE	Masse	25 février
	PAIX	Pornand	22 juin
1752.	SAINT-PIERRE	Masse	28 février
	AIMABLE-MARIANNE	Vense	11 octobre
1753.	SAINTE-THÉRÈSE	Jeansolen	5 mai
	VIERGE-DU-ROSAIRE	Trulet	10 août
1754.	AIMABLE-MARIANNE	Fournier	8 juin
	BORÉE	Roux	10 juillet
1755.	AIMABLE-MARIANNE	Fournier	5 juin
	COLOMBE	Jaubert	23 juillet
1756.	VIERGE-DE-GRÂCE	Chabaud	4 février
	....	....	Juillet
1757.	SAINT-PIERRE	Roux	1er mars
	AIMABLE-MARIANNE	Fournier	27 août
1758.	BORÉE	Roux	12 octobre
1759.	"	"	"
1760.	SAINT-JEAN-BAPTISTE	Jancard	17 avril
	SAINTE-ROSE	Ravel	1er novemb
1761.	VIERGE-DÉBONNAIRE	Gouiran	7 mai
	ANNE-ÉLISABETH	Sundberg	22 décemb

NATURE [D]ES PATENTES et [l]ieu du départ.	ÉNONCÉS TEXTUELS DES PATENTES.	OBSERVATIONS.
[Br]ute de Constantinople.........	"	
[Ne]tte *idem*.......	"	
[Br]ute *idem*.......	"	
[So]upçonnée *idem*..	"	
[Br]ute *idem*.......	"	
[Ne]tte *idem*.......	"	
[Br]ute *idem*.......	"	
[Ne]tte *idem*.......	"	
[Br]ute *idem*.......	"	
[Br]ute *idem*.......	"	
[Ne]tte *idem*.......	"	
[Ne]tte *idem*.......	"	A chaque année où figurent deux patentes nettes, on s'est assuré qu'il n'est arrivé aucune patente brute ou suspecte pendant la même année.
[Br]ute *idem*.......	"	
[Br]ute *idem*.......	"	
[Br]ute *idem*.......	"	
[Br]ute *idem*.......	"	
[So]upçonnée *idem*[1].	"	
[Ne]tte *idem*.......	"	
[Br]ute *idem*[2]......	"	
[Ne]tte *idem*.......	"	
[Ne]tte *idem*.......	"	
[Br]ute *idem*[3].....	"	
"	"	
[Br]ute *idem*.......	"	
[Br]ute *idem*.......	"	
[Br]ute *idem*.......	"	
[Br]ute *idem*.......	"	

[1] Un navire parti de Smyrne le 8 octobre 1755, et venu d'avance de la Cavalle, qu'il avait quittée le 28 juin, arrive à Marseille avec une patente brute.

[2] Il n'y a pas eu d'arrivage dans le deuxième semestre de 1756, mais on sait par la correspondance des consuls que la peste régnait à Constantinople au 30 juin de cette année-là.

[3] En 1758 il n'y a eu que ce seul arrivage de Constantinople. Il n'y en a eu aucun en 1759.

ANNÉES.	NOMS DES NAVIRES.	NOMS DES CAPITAINES.	DATE DU DÉPAI
1762.	VICTOIRE	De Goi	23 mai..
	SAINTE-THÉRÈSE	Roustan	5 juillet.
1763.	VIERGE-DE-MISÉRICORDE	Daniel	4 novemb
1764.	SAINT-ALEXIS	Olivier	7 avril...
	SAINT-ESPRIT	Antoine	20 septem
1765.	SAINTE-ANNE	Coulomb	9 février.
	S. M. SAINTE-ANNE	Vidal	21 noveml
1766.	AIMABLE-CATHERINE	Lefèvre	28 mai..
	SAINT-JEAN-BAPTISTE	Masse	10 novem
1767.	AIMABLE-MARIANNE	Fournier	18 février
	SAINT-JEAN-BAPTISTE	Masse	13 septem
1768.	LEVANTINE	Maganon	7 juillet..
	VICTORIEUX	Martichon	3 décemb
1769.	PETITE-CIGALE	Bory	15 avril..
	AIMABLE-MARIANNE	Fournier	6 septeml
1770.	SAINT-JEAN-BAPTISTE	Boulouvard	9 juin...
	SAINT-FRANÇOIS-DE-PAULE	Reynier	13 octobr
1771.	SAINT-JEAN-BAPTISTE	Boulouvard	7 septeml
1772.	CIRCÉ	Clastrier	4 juillet.
	FANCHETTE	Faudon	16 novem
1773.	SAINT-ANTOINE	Reynier	10 avril..
	HEUREUSE-SUZANNE	Decugis	2 octobre
1774.	ESSOR	Brue	17 novem
1775.	SAINT-PRIEST	Brue	13 mai..
	ESSOR	Brue	24 août..

NATURE S PATENTES et u du départ.	ÉNONCÉS TEXTUELS DES PATENTES.	OBSERVATIONS.
te de Constanti-ople.	"	
te *idem*.	"	
te *idem*.	"	
e *idem*.	"	
te *idem*.	"	
te *idem*.	"	
te *idem*.	"	
te *idem*.	"	
te *idem*.	"	
te *idem*.	"	
te *idem*.	"	
te *idem*.	"	
te.	"	
te.	"	
te.	"	
te.	"	
te.	"	
te.	"	
te.	"	
te.	"	
te.	"	
te.	"	
te.	"	
te.	"	
te.	"	

ANNÉES.	NOMS DES NAVIRES.	NOMS DES CAPITAINES.	DATE DU DÉPA
1776.	Félicité	Vinic	25 mai..
	Maria	Jeoffroy	23 octobr
1777.	Marin	Pellegrin	24 août..
	Essor	Brue	15 novem
1778.	Marin	Pellegrin	12 mai..
	Essor	Brue	29 juillet
1779.	Clairon	Lermite	16 janvier
1780.	Deux-Frères	Levans	26 mars.
	Bon-Larron	Gameau	26 juin..
1781.	Heureux-Joseph	Ganteaume	29 novem
1782.	Archipel	Péri	20 avril..
1783.	Saint-Tropez	Guérin	23 juin..
	Candeur	Cruvelier	12 septem
1784.	Prince-Potemkin	Jauvas	4 août...
1785.	Parfaite-Union	Martin	14 mai..
	Paul	Beaumond	16 octobr
1786.	Vierge-du-Puits	Callamand	10 juin..
	Jeune-Paul	Clastrier	21 octobr
1787.	Georges	Bourelly	26 avril..
	Vaillante	Cauvin	25 octobr
1788.	Georges	Bourelly	2 février.
	Solide	Bory	30 octobr
1789.	Gabriel	Frichet	28 mai..
	Thérèse	Cauvet	20 octobr

NATURE ES PATENTES et ieu du départ.	ÉNONCÉS TEXTUELS DES PATENTES.	OBSERVATIONS.
uchée de Smyrne[1]	//	[1] La patente était touchée quand la peste régnait aux environs du lieu de départ.
ouchée de Salonique et la Cavalle.	//	
ette de Constantinople.........	//	
ette *idem*.......	//	
ute *idem*.......	//	
ute *idem*.......	//	
ute *idem*.......	//	
ute *idem*.......	//	
rute *idem*.......	//	
rute *idem*.......	//	
ette *idem*.......	//	
rute *idem*.......	//	
rute *idem*.......	//	
rute *idem*.......	//	
rute *idem*.......	//	
rute *idem*.......	//	
rute *idem*.......	//	
rute *idem*.......	//	
ette *idem*.......	//	
rute *idem*.......	//	
rute *idem*.......	//	
rute *idem*.......	//	
rute *idem*.......	//	
rute *idem*.......	Dans un temps où il y a peu de peste en cette capitale............	

ANNÉE.	NOMS		DATE
	DES NAVIRES.	DES CAPITAINES.	DU DÉPA
1790.	MARIE-ANTOINETTE	Guichard	20 avril.
	SURPRISE	Dalest	11 août.
1791.	CAROLINE	Blanc	24 janvier
1792.	ADRIEN	Coreil	3 février.
	SURPRISE	Dalest	13 décem
1793.	MARIE	Blanc	20 mars.
1794[1].	"	"	"
1795.	"	"	"
1796.	SAINT-MICHEL	Raix	16 janvier
1797.	VILLE-DE-CONSTANTINOPLE	Collaro	7 juin.
	SAINT-SPIRIDION	Venturo	21 octobr
1798[2].	"	"	"
1799.	"	"	"
1800.	"	"	"
1801.	SAINT-NICOLAS	Pana	15 septem
1802.	GÉNÉREUSE	Coreil	17 juin.
	UTILE	Vialis	10 décem
1803.	SAINTE-CONCEPTION	Seminich	26 avril.
1804.	CATTARINA-SECONDA	Perembey	23 mars.

NATURE [...]ES PATENTES et [li]eu du départ.	ÉNONCÉS TEXTUELS DES PATENTES.	OBSERVATIONS.
[...]ıte de Constantinople........	Dans un temps où il y a peu de peste en cette capitale.	
[...]ıte *idem*.......	〃	
[...]ıte *idem*.......	Il y a de la peste en cette capitale. Mercredi 19 de ce mois est mort de peste un homme de l'équipage du brigantin *les Bons-Frères*, capitaine Imbert.	
[...]ıte *idem*.......	Il y a peu de peste en cette capitale.	
[...]ıte *idem*.......	Même énoncé.	
[...]tte *idem*.......	On n'entend pas parler de peste en cette capitale.	
〃	〃	[1] En 1794 et 1795 (époque de guerre) il n'est arrivé aucun navire de Constantinople. Il n'en est arrivé qu'un seul en 1796.
〃	〃	
[...]ute *idem*.......	〃	
[...]ute *idem*.......	〃	
[...]ute *idem*.......	〃	
[...]tte *idem*.......	〃	[2] Pendant ces trois années, de 1798 à 1800, il n'est arrivé aucun navire de Constantinople, à cause de la guerre qui régnait alors; mais l'on sait, par d'autres renseignements, que la peste n'a pas paru pendant ces trois années à Constantinople.
[...]tte *idem*.......	〃	
[...]tte *idem*.......	〃	
[...]ute *idem*.......	〃	
[...]ute *idem*.......	Il y a eu divers accidents de peste depuis quelque temps, et il s'en manifeste tous les jours de nouveaux.	
[...]ute *idem*.......	Il y a, dans cette capitale et lieux circonvoisins, plusieurs accidents de peste, et ce fléau fait chaque jour de nouveaux progrès.	
[...]ute *idem*.......	〃	
[...]ute *idem*.......	Dans cette capitale et ses environs on parle de quelques cas très-rares de peste.	

ANNÉE.	NOMS		DATI
	DES NAVIRES.	DES CAPITAINES.	DU DÉPA
1805.	SAINT-JEAN-BAPTISTE........	Miloslovich......	21 avril..
	SAINT-FRANÇOIS-XAVIER......	Lettis...........	2 juillet .
1806.	VOLGA..................	Ganteaume......	26 août..
1807[1].	//	//	//
1808.	//	//	//
1809.	//	//	//
1810.	//	//	//
1811.	//	//	//
1812[2].	//	//	//
1813.	//	//	//
1814[3].	YRIDE..................	Gelcich.........	23 juillet
	RENOMMÉE..............	Ganteaume.......	1er décem
1815.	SAINT-ALEXANDRE..........	Vuicich.........	6 septeml
1816.	ANAÏS..................	Antiboul........	12 juin..
	AUGUSTE-LOUIS............	Lambert.........	1er octobr
1817.	AFRICA.................	Nicolas.........	30 janvie
	VICTORIA...............	Casas..........	19 septen
1818.	SAINT-JEAN-BAPTISTE........	Gorlero.........	29 août..
1819.	SAINT-MICHEL............	Brusco..........	23 mai..
	DÉMOSTHÈNES............	Tarabochia......	11 août..
1820.	VENERE................	Jancovich........	28 avril..
1821.	BOEMIA................	Fiscovich........	15 octobr
1822.	ÉLISABETH..............	Enrico..........	10 août..

NATURE ES PAYEMENTS et ieu du départ.	ÉNONCÉS TEXTUELS DES PATENTES.	OBSERVATIONS.
ute de Constantinople.	"	
tte *idem*	Dans un temps où l'on ne parle pas de peste.	
tte *idem*	Dans un temps où l'on ne parle d'aucun accident de peste.	
tte	"	[1] De 1807 à 1813, inclusivement (époque de guerre), il n'y a eu aucun arrivage de Constantinople; mais les registres de l'ambassade prouvent qu'il n'y eut pas de peste à Constantinople, si ce n'est en 1812 et en 1813.
tte	"	
tte	"	
tte	"	
tte	"	
ute de Constantinople.	"	[2] Au 31 juillet il est mention de peste sur un registre de l'ambassade.
ute *idem*	La peste existe à Constantinople.	
tte *idem*	Actuellement la peste n'existe pas à Constantinople ni lieux circonvoisins.	
tte *idem*	On n'a plus parlé, *depuis quelque temps*, d'aucun accident de peste.	[3] En 1814, vers le mois de juillet, il est fait mention, sur les registres de l'ambassade, de cas de peste.
ute *idem*	Le mal contagieux augmente.	
ute *idem*	Même énoncé.	
ute *idem*	*Idem*.	
ute *idem*	La peste existe à Constantinople.	
ute *idem*	Il y a des accidents de peste en cette capitale.	
ute *idem*	On parle d'accidents de peste en cette capitale.	
ute *idem*	La peste existe.	
ute *idem*	Il survient toujours de nouveaux cas de peste.	
ute *idem*	La peste existe.	
tte *idem*	On ne parle plus d'aucun cas de peste.	
ute *idem*	On parle d'accidents de peste en cette capitale.	

ANNÉES.	NOMS DES NAVIRES.	NOMS DES CAPITAINES.	DATE DU DÉPAR
1823.	Ragusa	Barabich	12 mai...
	Apollon	Chiappa	11 novemb
1824.	Marianne	Garrot	4 février..
	Garbino	Gurich	10 septeml
1825.	Arcipelago	Maria	21 avril...
	Ermogène	Battagliarin	16 septeml
1826.	Urmeny	Medanich	22 juin...
	Duc-de-Reichstadt	Morteo	26 août...
1827.	Revegliano	Lazarovich	5 janvier..
	Saint-Laurent	Cuzin	15 septeml
1828.	Giacinto	Nicolich	18 juin...
	Trione	Bratelich	31 octobre
1829.	Heureux	Suque	1er juin...
	Saint-Antonio	Duranti	15 septeml
1830.	Delta	Raunié	3 décembr
1831.	Heureux-Joseph	Calvy	31 mai...
1832.	Panaia-Ipapandi	Kalafati	8 mai....
	Jules	Cauvy	23 octobre
1833.	Trione	Bratelich	23 mars..
	Umilta	Cafiero	30 août...
1834.	Franchélino	Delpino	29 avril...
	Colombe	Rafti	18 novemb
1835.	César	Anselme	18 mars..
	Fratellanza	Babarovich	31 juillet.

NATURE ES PATENTES et ...eu du départ.	ÉNONCÉS TEXTUELS DES PATENTES.	OBSERVATIONS.
...ute de Constantinople........	On parle de quelques accidents de peste en cette capitale.	
...ute *idem*.......	Il y a des accidents de peste.	
...ute *idem*....... ...ute *idem*.......	*Idem*.	
...ute *idem*.......	Les accidents de peste sont assez rares.	
...tte *idem*.......	Pour le présent la peste n'existe pas à Constantinople.	
...ute *idem*.......	La peste existe en cette capitale.	
...ute *idem*.......	Il y a un très-grand nombre de cas de peste.	
...ute *idem*....... ...ute *idem*.......	Les accidents de peste sont rares.	
...tte *idem*....... ...tte *idem*.......	On ne parle pas d'accidents de peste en cette capitale.	
...tte *idem*.......	On n'entend pas parler de peste en cette capitale.	
...tte *idem*.......	La santé est parfaite en cette ville.	
...ute *idem*.......	On parle d'accidents de peste en cette capitale.	
...tte *idem*.......	On ne parle plus d'accidents de peste.	
...ute *idem*.......	Il y a des accidents de peste en cette capitale.	
...ute *idem*.......	Il y a de nombreux cas de peste.	
...ute *idem*.......	Les accidents de peste sont peu nombreux.	
...ute *idem*.......	Il y a des accidents de peste.	
...ute *idem*.......	On parle d'accidents de peste.	
...ute *idem*.......	Il existe encore des cas de peste.	
...ute *idem*.......	Il y a des accidents de peste.	
...ute *idem*.......	Les accidents de peste sont rares.	

ANNÉES.	NOMS		DATE
	DES NAVIRES.	DES CAPITAINES.	DU DÉPA[RT…]
1836.	LISSANDRO	Pana	17 mai…
	IGINIO	Denaro	24 septem[…]
1837.	NICOLO	Ghica	4 janvier…
	BARON-LUZENSKI	Scopinich	26 août…
1838.	ADELA	Caboufigue	28 mars…
	ARCHIMÈDE	Castellano	17 septem[…]
1839.	FORTUNATA-CHELLI	Minbelli	13 mai…
	ELENA	Jancovich	11 octobre
1840.	ASSICURATORE	Medanich	23 juillet…
	FLORY	Sgiuppa	20 octobre
1841.	AMAZONE	Sissul	5 janvier…
	SAGGIO	Nicolich	30 juin…
1842.	ORIONE	Lucovich	15 juillet…
	COLOMBO	Radimiri	28 décemb[…]
1843.	ESPERTO	Budinich	15 septemb[…]
	SAN-MARCO	Bassi	14 décemb[…]
1844.	UNITÀ	Vidulich	6 avril…
	SLOVINSKY	Jassich	21 octobre
1845.	JOVANNA	Ivancovich	1er avril…
	DUCHESSE-D'ORLÉANS	Menès	30 août…

NATURE [de]s PATENTES et [li]eu de départ.	ÉNONCÉS TEXTUELS DES PATENTES.	OBSERVATIONS.
[Pa]te de Constanti[n]ople.........	Il survient des accidents de peste.	
[Pa]te *idem*........	La peste existe.	
[Pa]te *idem*.......	La peste diminue.	
[Pa]te *idem*.......	La peste existe.	
[Pa]te *idem*.......	L'on parle de quelques accidents de peste.	
[Pa]te *idem*.......	On ne parle pas d'accidents de peste.	
[Pa]te *idem*.......	On ne parle pas de peste dans cette capitale.	
[Pa]te *idem*.......	La peste n'existe pas.	
[Pa]te *idem*.......	Il n'y a point de peste dans cette capitale.	
[Pa]te *idem*.......	La santé est très-bonne en cette ville; sans aucune maladie contagieuse.	
[Pat]e *idem*.......	La peste n'existe pas en cette capitale.	
[Pat]e *idem*.......	La peste n'existe pas en cette capitale; mais on fait observer qu'il est arrivé le 8 du courant, d'Alexandrie dans le lazaret de Constantinople, un navire turc ayant 75 passagers, dont quelques-uns atteints de peste.	
[Pat]e *idem*.......	Il n'y a point de peste en cette capitale.	
[Pat]e *idem*.......		
[Pat]e *idem*.......	*Idem.*	
[Pat]e *idem*.......		
[Pat]e *idem*.......	*Idem.*	
[Pat]e *idem*.......		
[Pat]e *idem*.......	*Idem.*	
[Pat]e *idem*.......	*Idem.*	

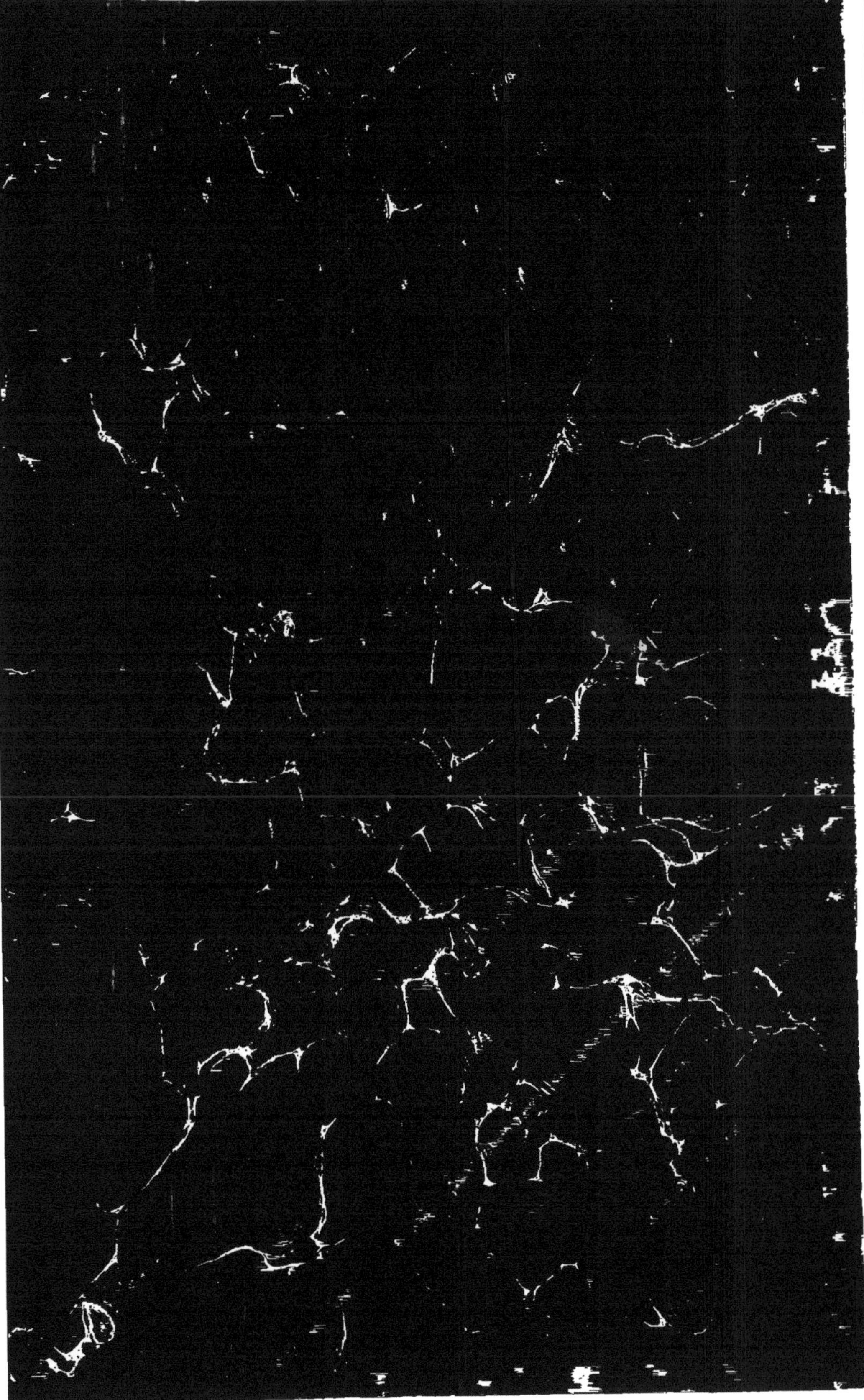

www.ingramcontent.com/pod-product-compliance
Ingram Content Group UK Ltd.
Pitfield, Milton Keynes, MK11 3LW, UK
UKHW021941200726
13856UKWH00005B/830

9 782011 929839